屈光不正典型病例

主编 雷玉琳 郑秀云

上海科学技术文献出版社
SHANGHAI SCIENTIFIC AND TECHNOLOGICAL LITERATURE PRESS

图书在版编目（CIP）数据

屈光不正典型病例/雷玉琳，郑秀云主编 . —上海：
上海科学技术文献出版社，2021
　　ISBN 978-7-5439-8323-6

　　Ⅰ. ①屈… Ⅱ. ①雷… ②郑… Ⅲ. ①屈光不正—病
案 Ⅳ. ① R778. 1

　　中国版本图书馆 CIP 数据核字（2021）第 081641 号

策划编辑：张　树
责任编辑：应丽春
封面设计：李　楠

屈光不正典型病例
QUGUANG BUZHENG DIANXING BINGLI
主　编　雷玉琳　郑秀云
出版发行：上海科学技术文献出版社
地　　址：上海市长乐路 746 号
邮政编码：200040
经　　销：全国新华书店
印　　刷：三河市嵩川印刷有限公司
开　　本：787mm×1092mm　1/16
印　　张：14. 25
版　　次：2021 年 6 月第 1 版　2021 年 6 月第 1 次印刷
书　　号：ISBN 978-7-5439-8323-6
定　　价：159. 00 元
http：//www. sstlp. com

屈光不正典型病例
编委会

主　编

雷玉琳　郑秀云

副主编

侯　杰　王晓明

编　委

（按姓氏笔画排序）

马志兴	王晓明	王超庆
许亚菲	苏　燕	李文华
杨星花	张东辉	张春侠
张　颖	张　静	陈元芝
郑秀云	孟小丽	赵天美
侯　杰	党光福	徐宝增
葛金玲	谢翠娟	雷玉琳
魏　培		

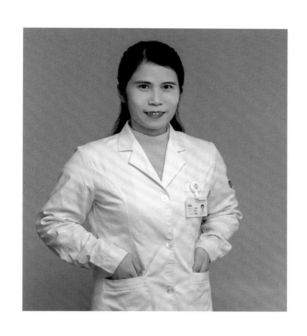

雷玉琳简介

雷玉琳，女，医学博士，副主任医师，滨州医学院副教授，硕士研究生导师，济南明水眼科医院副院长，全国卫生人才评价专家。中华医学会激光医学分会青年委员会委员，山东省医师协会眼科医师分会副主任委员，山东省医院协会视光学管理专业委员会常务委员。

临床一线工作十余年，有较为丰富的临床经验，特别在屈光不正的手术矫正、高透氧性硬性角膜接触镜防控近视及视觉保健等方面有较高造诣。开展了准分子激光个体化治疗、半飞秒激光、全飞秒激光、ICL、RGP及角膜塑形镜、角膜胶原交联技术等技术项目。先后承担科研课题7项，发表包括SCI收录的论文29篇，发明专利1项，实用新型专利3项，获济南市科学技术进步奖及山东医学科技成果奖等科研成果。先后荣获济南市"杰出青年技术创新能手"，济南市"青年学术技术带头人"，济南市"优秀科技工作者"，济南市"自然科学学术创新奖人才类优秀人才奖"，多次获得滨州医学院实践教学管理先进个人等荣誉称号。

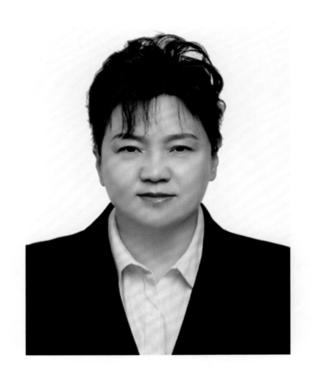

郑秀云简介

郑秀云，女，主任医师，济南明水眼科医院院长。山东省医学会眼科学分会委员，济南市医学会眼科学分会副主任委员，山东省医院协会视光学管理专业委员会副主任委员。从医三十多年来，全身心致力于眼科临床、科研工作，在省内率先开展了飞秒激光、波前像差引导的个体化切削术、角膜地形图引导的个体化切削术、SBK 术、PDT 激光等先进技术，是山东省飞秒激光第一人，也是目前山东省内开展屈光手术最多的医生之一。多项科研课题达国内、国际领先水平，并获山东省、济南市科技进步奖。先后荣获山东省先进工作者、山东省富民兴鲁劳动奖章、济南市"五一劳动奖章"、山东省"三八红旗手"、济南市青年科技奖、济南市"最美卫生人"、济南市"新长征突击手"等荣誉称号。

前　言

　　屈光不正的矫正一直是国内外眼科领域研究的热点，在手术矫正领域，激光角膜屈光手术至今已经有三十余年的历史。在这几十年的发展历程中，手术技术经历了不同的变迁和革新，其中以飞秒激光为代表的激光手术在临床应用中获得了极好的疗效，更是引领着角膜屈光手术不断前行和发展。在矫正屈光不正的同时，激光手术矫治的领域也在不断拓展，手术形式从角膜切削到透镜植入，从有瓣到无瓣微创，从矫正屈光到圆锥角膜的角膜交联手术、角膜营养不良的 PTK 治疗等。

　　在新技术不断涌现和尝试的过程中，手术的安全性在不断提升，屈光领域的医生在体验技术带来的精准、高效的同时，不断积累临床经验，更加注重临床特殊病例及手术并发症处理能力的提升。著者团队多年来一直从事屈光手术工作，屈光手术量突破 20 余万例，接诊了诸多屈光不正特殊患者及手术并发症患者，并对病例进行了收集和整理，希望通过这些病例的经验积累和分享与同道进行沟通和交流，能够有助于大家规避相关手术风险。

　　本书共分为六章，第一到三章分别列出了本院收集的角膜屈光手术术中和术后的并发症及 ICL 术后相关并发症，主要涵盖了全飞秒激光、半飞秒激光及表层准分子激光手术等方式；第四到六章重点对屈光不正角膜接触镜、高度近视及角膜特殊疾病的激光治疗等典型病例进行了描述。书中应用了大量图片、照片和表格展现了特殊病例的临床特点、手术并发症的表现、处理原则和经验体会，以期为读者提供相关病例的诊疗思路，为临床提供精准性的治疗提供一定参考。

　　在本书著作和出版的过程中，得到了济南明水眼科医院各位领导及多位眼科同道的支持和鼓励，更有多位同道在繁忙的医疗、教学和科研工作之余参与了本书的撰写，在此表示诚挚的感谢。也衷心感谢出版社的各位老师对本书顺利出版给予的默默支持。

本书读者对象为眼科屈光专业人员，同时还包括广大研究生、进修生、医学院校学生等，我们希望本书的出版能够为其提供一些理论与实践结合的知识，可作为其工作和学习的工具书及辅助参考资料。在编写过程中存在不完善和不当之处，恳请各位同道和广大读者批评指正，不吝赐教。

屈光手术的发展日新月异，相关诊疗技术层出不穷，我们也需要用创新的思维、严谨的态度去应对每一种技术带来的变革，深入探究各种治疗方法对人眼组织的影响，并通过经验的积累、专业技术的提升，灵活处理各种手术并发症及疑难特殊病例，在探索的道路上共同向着微创、安全迈进。

当下正值新冠肺炎疫情防控攻坚阶段，祝所有同事、同行们工作顺利，身体健康。致敬疫情当前坚守岗位的每一个平凡而又伟大的人。

编　者

2020 年 6 月

目　录

第一章 角膜屈光手术术中并发症

病例1 SMILE 手术术中失吸（一）

一、病例介绍

患者柳某某，女，41岁。2018年4月6日行双眼SMILE手术。否认眼部外伤及手术史。否认全身疾病史。否认食物、药物过敏史。

二、诊疗过程

1. 术前检查 见病例1表1，病例1图1。

2. 手术经过 双眼均采用蔡司VisuMax 3.0飞秒激光治疗仪进行SMILE手术。手术参数：双眼帽厚120μm，帽直径7.5mm，切口宽度2.1mm，位于90°，透镜直径6.5mm，边切角90°。手术先右后左，右眼手术开始2秒时患者挤眼睛（病例1图2），主动失吸。跟患者沟通后，立即再次行激光扫描（病例1图3、病例1图4），参数同前。轻柔分离透镜上下层，完整取出透镜（病例1图5），手术顺利完成。

3. 术后随访 患者随访至术后1周，右眼视力0.8，左眼视力1.0，双眼眼压9mmHg，角膜透明。

病例1表1 术前眼专科检查结果

检查	右眼（OD）	左眼（OS）
远视力	0.07	0.04
眼压	17mmHg	19mmHg
轴长	26.81mm	27.21mm
散瞳电脑验光	−5.00DS/−0.25DC×45°	−6.75DS
显然验光	−5.25DS/−0.50DC×40°	−6.50DS
矫正视力	0.8$^+$	0.9
CCT（前节OCT）	543μm	544μm
裂隙灯（前节）	正常	正常
眼底	未见异常	未见异常

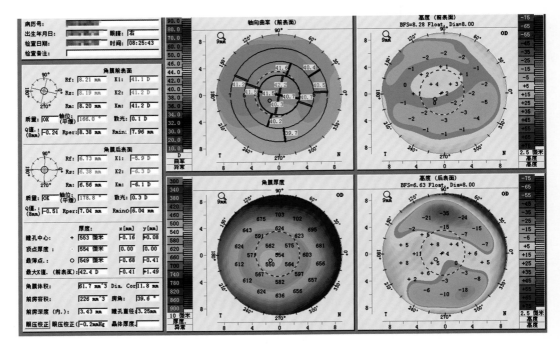

病例1 图1a　右眼角膜地形图

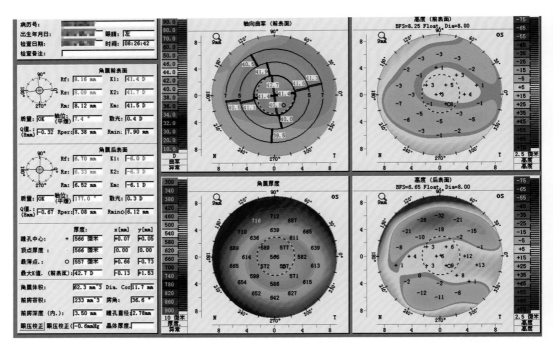

病例1 图1b　左眼角膜地形图

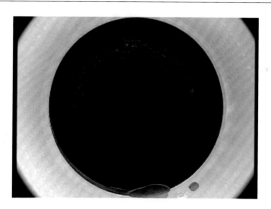

病例 1 图 2 手术视频截图：右眼激光扫描 2 秒失吸，锥镜下方进入多量液体

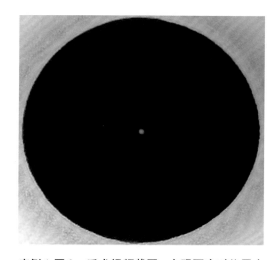

病例 1 图 3 手术视频截图：右眼再次对位居中

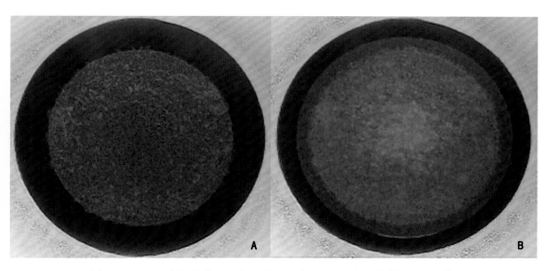

病例 1 图 4 手术视频截图：右眼激光扫描均匀（A 底层扫描，B 帽扫描）

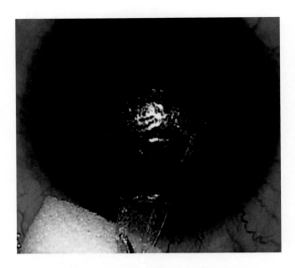

病例1图5　手术视频截图：透镜完整取出

病例2　SMILE手术术中失吸（二）

一、病例介绍

患者田某某，男，35岁。2017年9月8日行双眼SMILE手术。否认眼部外伤及手术史。否认全身疾病史。否认食物、药物过敏史。

二、诊疗过程

1. 术前检查　见病例2表1，病例2图1。

病例2表1　术前眼专科检查结果

检查	右眼（OD）	左眼（OS）
远视力	0.1	0.1
眼压	12mmHg	12mmHg
轴长	25.01mm	25.03mm
散瞳电脑验光	−4.50DS/−0.25DC×30°	−4.00DS/−0.25DC×125°
显然验光	−4.75DS	−4.25DS/−0.25DC×115°
矫正视力	1.0	1.0
CCT（前节OCT）	536μm	532μm
角膜	透明	透明

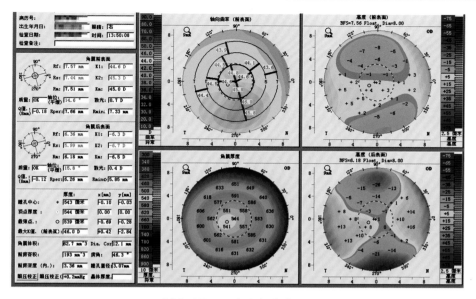

病例 2 图 1a　右眼角膜地形图

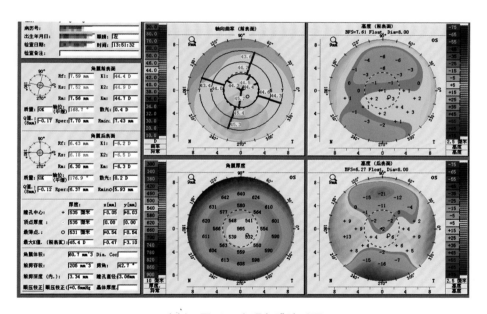

病例 2 图 1b　左眼角膜地形图

2. 首次手术经过　双眼均采用蔡司 VisuMax 3.0 飞秒激光治疗仪进行 SMILE 手术。手术参数设计：双眼帽厚 120μm，帽直径 7.5mm，切口宽度 2.0mm，位于 90°，透镜直径 6.6mm，边切角 90°。

术前常规冲洗结膜囊、睑缘及眼周皮肤消毒，手术先右后左，右眼手术顺利，左眼激光扫描 7 秒时患者突然转动眼睛（病例 2 图 2），上方泪液进入镜下，遂主动失吸，暂停手术。

3. 处理

（1）改行飞秒激光制瓣的 LASIK 手术。

（2）择期再行 SMILE 手术。

向患者及家属解释术中情况，分析可能原因及下一步可选措施。患者及家属仍坚持 SMILE 手术。

4. 再次手术　1 个月后经过检查，角膜透明，屈光状态同前，参数设计将帽的厚度改为 130μm，透镜直径改为 6.7mm，在表面麻醉下行左眼 SMILE 手术，激光扫描顺利（病例 2 图 3），轻柔分离透镜上下层，完整取出透镜（病例 2 图 4）。

5. 术后随访　患者随访至术后 1 个月，右眼视力 1.0，左眼视力 1.0⁻，右眼眼压 10.3mmHg，左眼 13.4mmHg，双眼角膜透明。

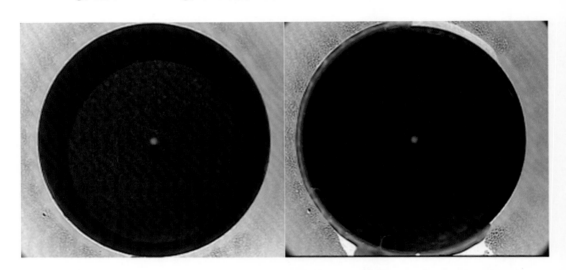

病例 2 图 2　手术视频截图：左眼激光 7 秒时患者转动眼睛，基质透镜向上偏移，泪液进入镜下

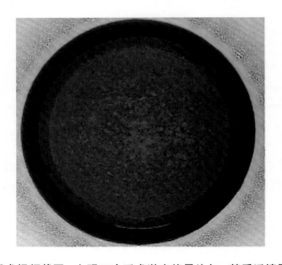

病例 2 图 3　手术视频截图：左眼二次手术激光能量均匀，基质透镜居中、边切完整

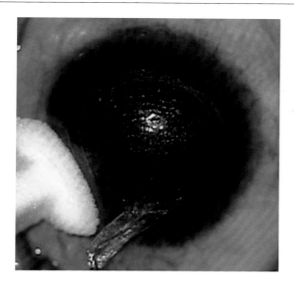

病例 2 图 4　手术视频截图：左眼透镜完整取出

病例 3　SMILE 切口扫描失吸

一、病例介绍

患者麻某某，男，因参军于 2017 年 6 月 29 日行右眼 SMILE 手术。否认眼部外伤及手术史。否认全身疾病史。否认食物、药物过敏史。

二、诊疗过程

1. 术前检查　见病例 3 表 1，病例 3 图 1。

病例 3 表 1　术前眼专科检查结果

检查	右眼（OD）	左眼（OS）
远视力	0.4	0.8
眼压	14mmHg	13mmHg
轴长	23.65mm	23.57mm
散瞳电脑验光	$-1.00DS/-0.50DC \times 180°$	$-0.50DS$
显然验光	$-1.25DS$	$-0.50DS$
矫正视力	1.0	1.0
CCT（前节 OCT）	521μm	521μm
裂隙灯（前节）	正常	正常
眼底	未见异常	未见异常

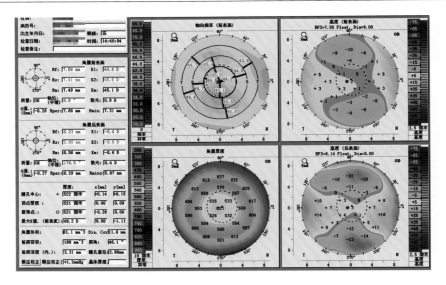

病例 3 图 1a　右眼角膜地形图

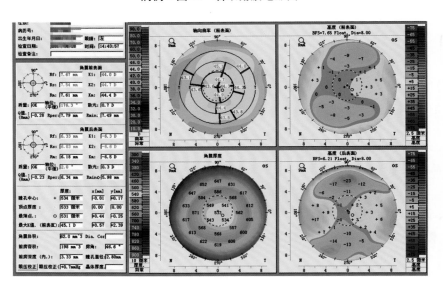

病例 3 图 1b　左眼角膜地形图

2. 手术经过　采用蔡司 VisuMax 3.0 飞秒激光治疗仪进行 SMILE 手术。手术参数设计：双眼帽厚 120μm，帽直径 7.5mm，切口宽度 2.5mm，位于 90°，透镜直径 6.6mm，边切角 90°，透镜中央厚 48μm，基质床 353μm。

术前常规冲洗结膜囊、睑缘及眼周皮肤消毒。对位良好（病例 3 图 2），激光扫描 3 秒见上方有结膜进入锥镜下，并逐渐增多（病例 3 图 3）。激光扫描 19 秒上方快速产生大量 OBL（病例 3 图 4），激光扫描 21 秒（剩余 2 秒）负压环脱吸。

3. 处理　显微镜下切口不明显，用小钩亦未探及切口（病例 3 图 5）。采用 5ml 注射器针头于 10～11 点方位人工制作切口，分离透镜并完整取出（病例 3 图 6、病例 3 图 7）。

4. 术后随访　患者随访至术后 1 个月，双眼视力 1.0，右眼眼压 11mmHg，左眼 14mmHg，双眼角膜透明。

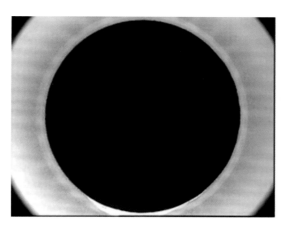

病例 3 图 2　手术视频截图：对位良好

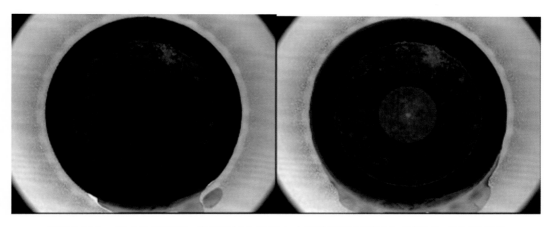

病例 3 图 3　手术视频截图：激光扫描 3 秒见上方有结膜伴泪液进入锥镜下，并逐渐增多

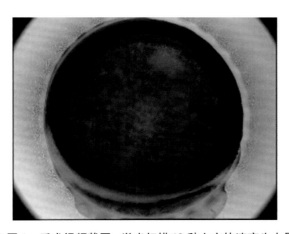

病例 3 图 4　手术视频截图：激光扫描 19 秒上方快速产生大量 OBL

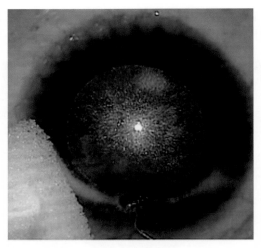

病例 3 图 5　手术视频截图：未发现切口

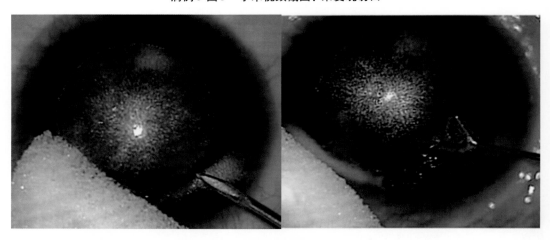

病例 3 图 6　手术视频截图：使用 5ml 空针头人工制作切口，找到透镜上下层

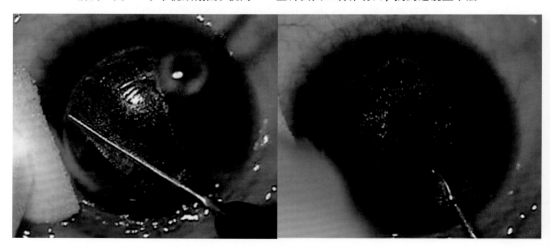

病例 3 图 7　手术视频截图：分离透镜，并完整取出

附：病例讨论——SMILE 术中失吸

失吸是 SMILE 手术常见的并发症，常见原因[1,2]包括：①角膜表面液体过多，如麻药次数过少、患者较为敏感、刺激性泪液分泌增加；②眼位或头位不正导致结膜吸入；③眼球突然转动。另外与手术医师临床经验不足也有相关性。病例 1 患者术中结膜囊泪液较多，术中挤眼，导致负压失吸。病例 2 术中负压失吸考虑与术中患者紧张、眼球转动、泪液分泌较多等因素有关。病例 3 患者术中激光扫描 3 秒时开始出现球结膜吸入锥镜下，眼球并无明显的转动，激光继续扫描至 21 秒发生负压失吸。

处理方法[1,2]：①激光进行微透镜底部切割进程小于 10% 时负压丢失，可以重新开始扫描。此时机器会自动弹出是否进行快速重启的选择菜单，选择继续，原始治疗方案不做任何修改。病例 1 按原参数再次激光扫描顺利，术后恢复良好。②若激光微透镜底部切割进程大于 10% 且接近中轴区时负压丢失，建议暂终止 SMILE 术，改为 FS - LASIK 或择期行 SMILE。病例 2 因基质透镜下层扫描已至视轴区，无法继续行 SMILE 手术，患者要求择期行 SMILE 手术。再行 SMILE 手术时需要确认屈光度及角膜形态的稳定情况，术中设计原则上维持原参数，也可以根据实际情况进行参数的微调，该患者 1 个月后再次行 SMILE 手术，作者将角膜帽加厚、光学区扩大，目的是将上次的扫描层面包裹在透镜内，避免形成夹层。术中注意轻柔操作。③若已完成透镜底部切割进程，在侧切透镜时负压丢失，可以从侧切重新开始继续激光扫描（注意对位）或可将透镜侧切直径缩小 0.2 ~ 0.4mm。④若已完成透镜底部切割进程且侧切完成，在角膜帽扫描时负压脱失，可不改变原始治疗参数，重新制作帽，但此时一定要注意中心对位。⑤当扫描周切口时负压丢失，可不改变原始治疗参数，重新扫描周切口或机械切开。病例 3 激光扫描至 21 秒负压丢失，根据弹出会话框显示，周切口已完成 80% 进程，但由于切口区有大量 OBL，未探及切口，改为 10 ~ 11 点方位机械切开。机械切开时需用力均匀，防止划伤周边角膜组织，不可用力过猛，防止形成夹层。

预防：术前做好宣教，消除患者的紧张情绪；术前点麻药的时间不能太长；术中应指引患者做好注视、放松心情；保持患者的头位正确；用棉签吸除结膜囊中多余的水分，在锥镜吸引前应保证角膜表面润而不湿；负压吸引时要保证水印面积大于 80% 等。此外，手术医师的反应也会影响患者的情绪，当失吸发生时，医生应该沉着、冷静，同时安抚患者，避免指责及埋怨而导致患者压力及情绪的异常。

参 考 文 献

[1] 周行涛，王晓瑛. 飞秒激光小切口透镜取出术 SMILE［M］. 上海：上海科学技术文献出版社，2014：11.
[2] 中华医学会眼科学分会眼视光学组. 我国飞秒激光小切口角膜基质透镜取出手术规范专家共识（2018 年)［J］. 中华眼科杂志，2018，54（10）：729 – 736.

病例 4　SMILE 术中扫描黑斑（一）

一、病例介绍

患者李某某，女，21 岁。2018 年 7 月 3 日行双眼 SMILE 手术。否认眼部外伤及手术史。否认全身疾病史。否认食物、药物过敏史。

二、诊疗过程

1. 术前检查　见病例 4 表 1，病例 4 图 1。

2. 首次手术经过　双眼均采用蔡司 VisuMax 3.0 飞秒激光治疗仪进行 SMILE 手术。手术参数：双眼帽厚 120μm，帽直径 7.5mm，切口宽度 2.1mm，位于 90°，透镜直径 6.5mm，边切角 90°。手术先右后左，右眼手术顺利，左眼出现多个片状不连续黑斑（病例 4 图 2），遂主动失吸并检查情况（病例 4 图 3），暂停手术。

3. 再次手术　4 周后经过检查，左眼角膜透明，屈光状态同前，按照原参数再次行左眼 SMILE 激光扫描（病例 4 图 4）。手术顺利，透镜完整取出。

4. 术后随访　患者随访至术后 1 个月，双眼视力 1.0，眼压 11mmHg，角膜透明。

病例 4 表 1　术前眼专科检查结果

检查	右眼（OD）	左眼（OS）
远视力	0.1	0.1
眼压	17mmHg	16mmHg
轴长	26.48mm	26.18mm
散瞳电脑验光	− 6.00DS	− 5.25DS/ − 0.75DC×175°
显然验光	− 6.00DS	− 5.50DS/ − 0.75DC×175°
矫正视力	1.0	1.0
CCT（前节 OCT）	547μm	553μm
裂隙灯（前节）	正常	正常
眼底	未见异常	未见异常

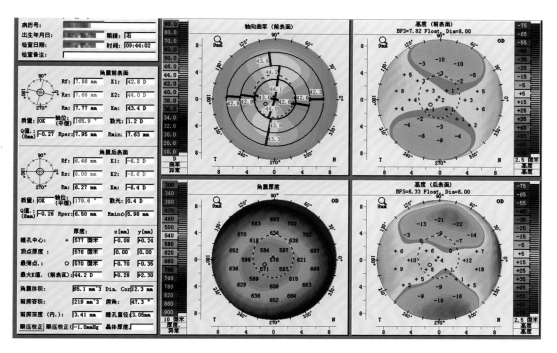

病例 4 图 1a 右眼角膜地形图

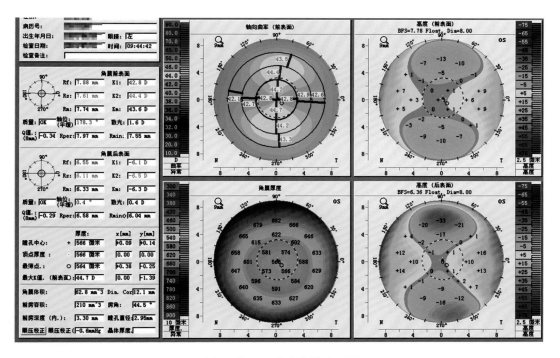

病例 4 图 1b 左眼角膜地形图

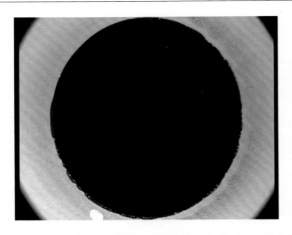

病例 4 图 2　手术视频截图：左眼角膜基质透镜底层扫描时，可见多处斑片状黑区

病例 4 图 3　负压锥镜表面：目镜中可见负压锥镜表面，灰白色物质

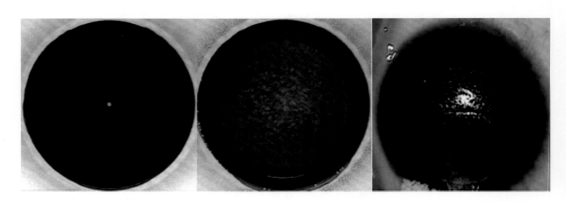

病例 4 图 4　手术视频截图：左眼二次手术，对位良好，激光扫描均匀，角膜基质透镜完整

病例 5 SMILE 术中扫描黑斑(二)

一、病例介绍

患者巩某某,男,19 岁。2015 年 8 月 7 日行双眼 SMILE 手术。否认眼部外伤及手术史。否认全身疾病史。否认食物、药物过敏史。

二、诊疗过程

1. 术前检查 见病例 5 表 1,病例 5 图 1。

2. 首次手术经过 双眼均采用蔡司 VisuMax 3.0 飞秒激光治疗仪,手术参数:双眼帽厚 120μm,帽直径 7.5mm,切口宽度 4mm,位于 90°,透镜直径 6.5mm,边切角 90°,透镜中央厚 107μm,基质床 357μm。术前常规洗眼及眼部消毒,右眼激光扫描至中央区时出现大面积黑斑(病例 5 图 2),遂主动失吸,暂停手术。

3. 处理 向患者及家属解释术中情况,分析可能原因及下一步可选措施。患者及家属拒绝更改手术方式,一致要求继续行 SMILE 手术。因参军体检,一周后复诊进行详细检查,右眼角膜透明,屈光度及角膜形态同前(病例 5 图 3),再次行 SMILE 手术,手术参数:双眼帽厚 135μm,帽直径 7.5mm,切口宽度 4mm,位于 90°,透镜直径 6.7mm,边切角 90°,透镜中央厚 114μm,基质床 335μm。对位良好,激光扫描均匀(病例 5 图 4),透镜分离顺畅,完整取出(病例 5 图 5)。

4. 术后随访 患者随访至术后 3 个月,右眼远视力 1.2,电脑验光右眼 +0.25DS,角膜透明。

病例 5 表 1 术前眼专科检查结果

检查	右眼(OD)	左眼(OS)
远视力	0.12	0.12
近视力	J4	J4
眼压	17.3mmHg	19.5mmHg
轴长	25.80mm	25.50mm
散瞳电脑验光	$-3.25DS/-2.25DC \times 170°$	$-2.50DS/-2.50DC \times 170°$
显然验光	$-3.50DS/-2.00DC \times 170°$	$-2.75DS/-2.50DC \times 170°$
矫正视力	1.0	1.0
CCT(前节 OCT)	584μm	579μm
裂隙灯(前节)	正常	正常
眼底	未见异常	未见异常

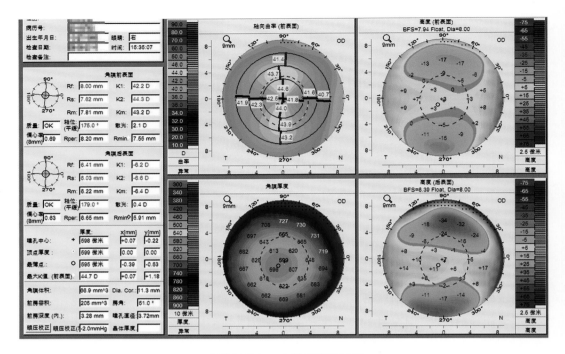

病例 5 图 1a 右眼角膜地形图

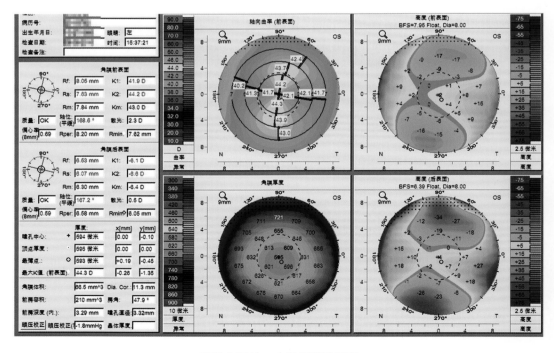

病例 5 图 1b 左眼角膜地形图

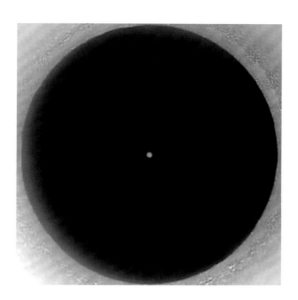

病例 5 图 2 手术视频截图：右眼透镜底层激光扫描，瞳孔区出现大面积黑区

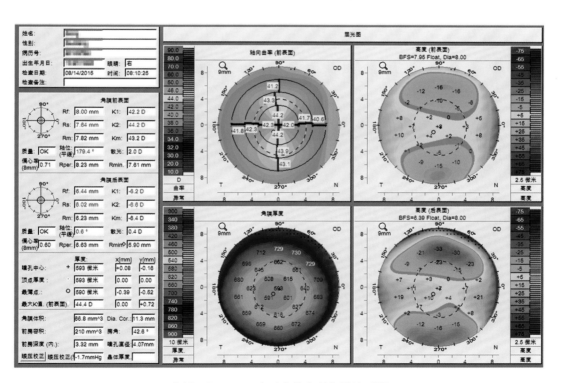

病例 5 图 3a 二次手术前右眼角膜地形图

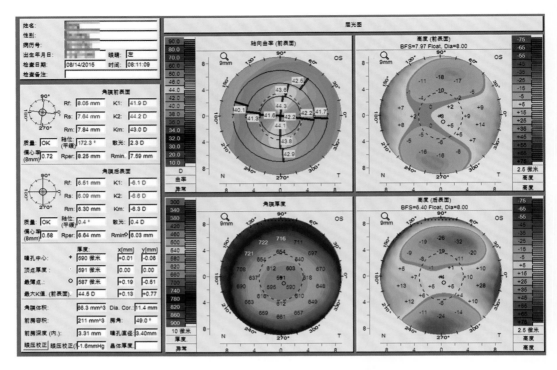

病例 5 图 3b 二次手术前左眼角膜地形图

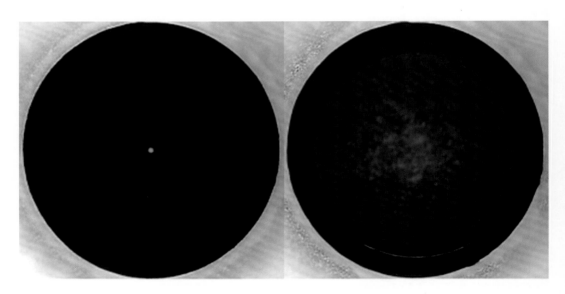

病例 5 图 4 手术视频截图：右眼再次手术时，对位良好，激光扫描均匀

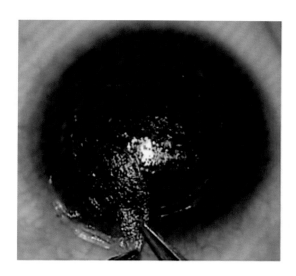

病例 5 图 5　手术视频截图：右眼手术顺利，角膜基质透镜取出完整

附：病例讨论——SMILE 术中扫描黑斑

　　飞秒激光扫描时，激光扫描区域出现的较低密度影为扫描黑斑，也称为黑区，为激光未扫描（部分扫描）的区域。发生黑区的可能原因：眼睑睑板腺分泌物或结膜囊内异物附着于角膜或接触镜表面；激光输出能量异常；角膜接触镜不洁净；反复的负压吸引；异常液体溅入结膜囊内，如消毒液等。病例 1 患者术中出现黑斑后主动失吸，显微镜下可见锥镜表面不洁，附有油脂等。

　　处理方法：孤立点状、线状的黑区不影响透镜分离，一旦发生较大面积黑区，则会增加透镜分离难度，影响手术效果，因此，应主动失吸，及时停止手术，寻找可能的原因并予以排除。可以改 flap 手术，如需 SMILE 手术，则建议择期手术，再次 SMILE 手术参数设计可以采用原参数，不排除有夹层或微基质桥的发生，在角膜厚度充分的情况下，可以将眼帽增加 $15\mu m$ 以上，可将上一次的激光扫描完全包裹在内。分离透镜一定要轻柔，避免夹层，影响手术效果。

　　预防：保持正常的激光状态，术前可用湿润的棉签擦拭角膜表面，保持角膜表面润而不湿。对位过程中，如果镜下观察到地图样的角膜—锥镜界面，需要检查角膜表面是否有油脂等异物，确认角膜及锥镜表面均清洁后，再次对位。

病例6　SMILE 手术术中角膜基质透镜残留(一)

一、病例介绍

患者李某某,男,41 岁。2017 年 10 月 8 日行双眼 SMILE 手术。否认眼部外伤及手术史。否认全身疾病史。否认食物、药物过敏史。

二、诊疗过程

1. 术前检查　见病例6 表 1,病例6 图 1。

2. 手术经过　双眼均采用蔡司 VisuMax 3.0 飞秒激光治疗仪进行 SMILE 手术。手术参数:双眼帽厚 120μm,帽直径 7.4mm,切口宽度 2.1mm,位于 90°,透镜直径 6.4mm,边切角 90°。右眼透镜中央厚 53μm,左眼透镜中央厚 47μm。手术先右后左,右眼激光扫描均匀、基质透镜完整取出,左眼透镜扫描底层时能量均匀(病例6 图 2),透镜分离时发现透镜断裂(病例6 图 3),先取出近切口大部分透镜,再仔细彻底分离残留透镜(病例6 图 4),并取出。

3. 术后随访　患者随访至术后 6 个月,双眼视力 1.0,双眼角膜透明。

病例6 表 1　术前眼专科检查结果

检查	右眼(OD)	左眼(OS)
远视力	0.5	0.3
眼压	11mmHg	13mmHg
轴长	22.76mm	22.93mm
散瞳电脑验光	−1.25DS/−1.00DC×180°	−2.25DS
显然验光	−1.25DS/−1.00DC×180°	−2.25DS
矫正视力	1.0	1.0
CCT(前节 OCT)	517μm	515μm
裂隙灯(前节)	正常	正常
眼底	未见异常	未见异常

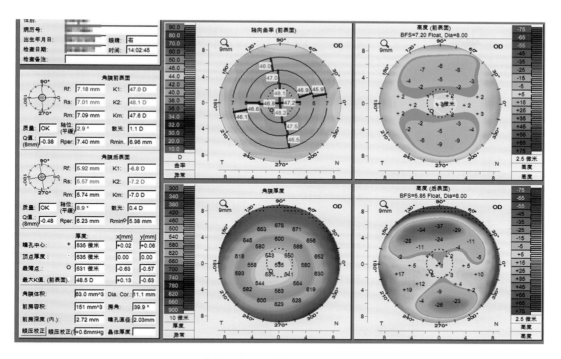

病例 6 图 1a　右眼角膜地形图

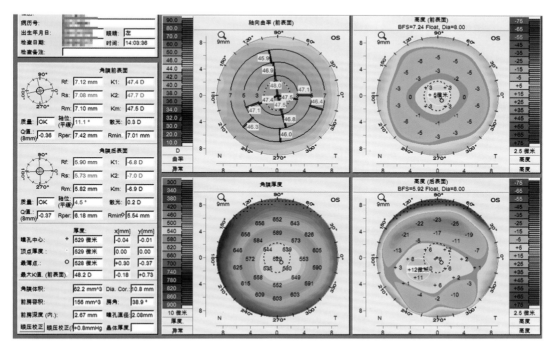

病例 6 图 1b　左眼角膜地形图

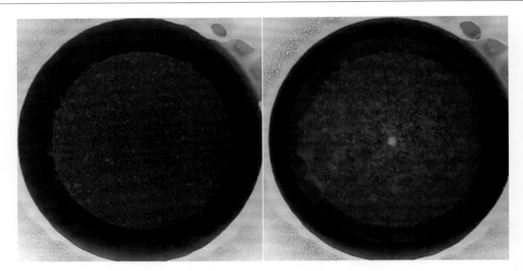

病例 6 图 2　手术视频截图：左眼激光扫描能量均匀

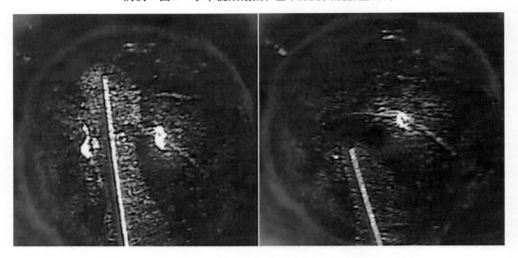

病例 6 图 3　手术视频截图：左眼透镜分离时瞳孔区出现裂痕

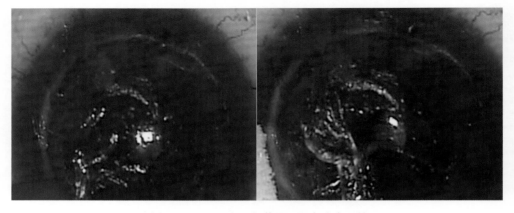

病例 6 图 4　手术视频截图：取出残余透镜

病例 7　SMILE 手术术中角膜基质透镜残留（二）

一、病例介绍

患者荣某某，女，28 岁。2017 年 11 月 14 日行双眼 SMILE 手术。偶戴隐形眼镜，停戴 8 天。否认眼部外伤及手术史。否认全身疾病史。否认食物、药物过敏史。

二、诊疗过程

1. 术前检查　见病例 7 表 1，病例 7 图 1。

2. 手术经过　双眼均采用蔡司 VisuMax 3.0 飞秒激光治疗仪进行 SMILE 手术。手术参数：双眼帽厚 120μm，帽直径 7.4mm，切口宽度 2.1mm，位于 90°，透镜直径 6.6mm，边切角 90°，右眼透镜厚 90μm，左眼透镜厚 60μm。术中先右后左，双眼激光扫描顺利，术中未出现明显的 OBL 及黑斑（病例 7 图 2），右眼基质透镜完整顺利取出，左眼透镜分离时发现透镜断裂（病例 7 图 3），先取出上部透镜，再将下部透镜逐点进行分离取出（病例 7 图 4）。

3. 术后随访　患者随访至术后 1 个月，双眼视力 1.0，右眼眼压 10mmHg，左眼眼压 9mmHg，双眼角膜透明。

病例 7 表 1　术前眼专科检查结果

检查	右眼（OD）	左眼（OS）
远视力	0.12	0.15
眼压	14mmHg	15mmHg
轴长	24.75mm	24.04mm
散瞳电脑验光	−4.00DS/−0.50DC×35°	−2.00DS/−0.25DC×20°
显然验光	−4.00DS/−0.25DC×45°	−2.25DS/−0.25DC×25°
矫正视力	0.9⁻	1.0⁻
CCT（前节 OCT）	562μm	564μm
裂隙灯（前节）	正常	正常
眼底	未见异常	未见异常

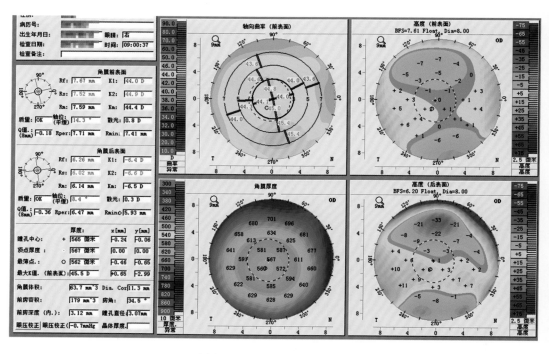

病例 7 图 1a　右眼角膜地形图

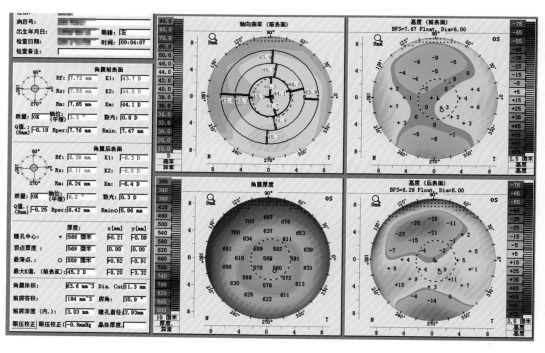

病例 7 图 1b　左眼角膜地形图

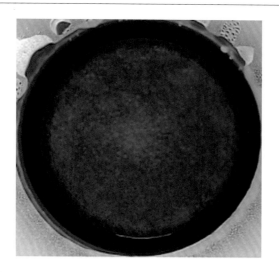

病例 7 图 2　手术视频截图：左眼激光扫描结束，能量均匀

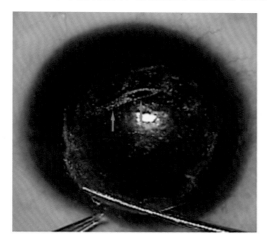

病例 7 图 3　手术视频截图：分离透镜下层时透镜断裂

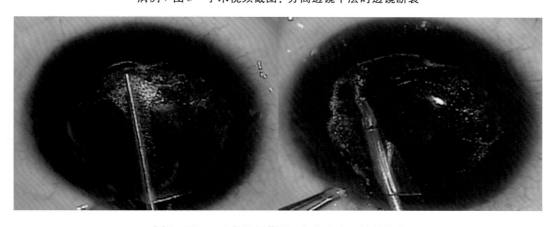

病例 7 图 4　手术视频截图：分离残余透镜并取出

附：病例讨论——SMILE 手术术中角膜基质透镜残留

SMILE 术中基质透镜断裂的原因通常包括：激光能量异常、透镜过薄或手术操作不规范及边缘分离不完整等。上述两例患者屈光度低，术中透镜略偏薄，加之术中患者较紧张，眼球稳定性差，医生在分离时速度较快，最终导致了透镜断裂及残留。

处理方法：若出现组织残留，原则上应全部取出，尤其在光学矫正区域，取出残留透镜时，应注意保持角膜表面的湿润，同时可向囊袋中注入生理盐水，以便残留透镜水肿变厚方便分离取出（有条件也可向囊袋中注入核黄素便于分清残留透镜的边界）。但若仅是在边缘部位残留极小条带状组织（如长度在 1~2mm，宽度在 1mm 内），且在光学区外，可以不取出。

预防：严格按照手术操作规范要求分离透镜，操作轻柔且顺畅，透镜不宜过薄，对于屈光度较低的患者或初学者可适当增加透镜基底厚度。术中取出透镜后检查其完整性，避免残留在囊袋内。

病例 8　SMILE 手术术中角膜切口处上皮脱失

一、病例介绍

患者李某某，男，32 岁。2016 年 11 月 1 日行双眼 SMILE 手术。否认眼部外伤及手术史。否认全身疾病史。否认食物、药物过敏史。

二、诊疗过程

1. 术前检查　见病例 8 表 1，病例 8 图 1。

病例 8 表 1　术前眼专科检查结果

检查	右眼（OD）	左眼（OS）
远视力	0.08	0.1
眼压	14mmHg	17mmHg
轴长	25.57mm	24.84mm
散瞳电脑验光	−4.50DS/ −0.25DC×27°	−2.25DS/ −1.50DC×8°
显然验光	−4.75DS/ −0.25DC×30°	−2.75DS/ −1.50DC×10°
矫正视力	1.0	0.9[+]
CCT（前节 OCT）	518μm	512μm
裂隙灯（前节）	正常	正常
眼底	未见异常	未见异常

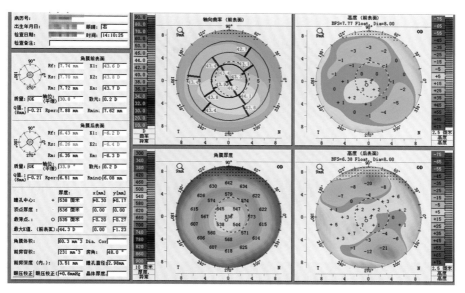

病例 8 图 1a　右眼角膜地形图

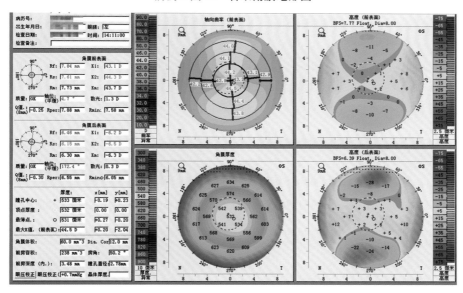

病例 8 图 1b　左眼角膜地形图

2. 手术经过　双眼均采用蔡司 VisuMax 3.0 飞秒激光治疗仪进行 SMILE 手术。手术参数：帽厚 120μm，帽直径 7.5mm，切口宽度 2.1mm，位于 90°，透镜直径 6.6mm，边切角 90°。术前常规冲洗结膜囊、睑缘及眼周皮肤消毒，手术先右后左，双眼激光扫描顺利（病例 8 图 2），取透镜时右眼切口上方较大面积脱失（病例 8 图 3），部分呈碎片。

3. 处理　去除脱失的上皮碎片，用生理盐水冲洗切口处，术毕佩戴角膜绷带镜（病例 8 图 4）。

4. 术后随访　患者随访至术后 1 个月，双眼视力 1.0，右眼眼压 12mmHg，左眼眼压 10mmHg，双眼角膜透明。

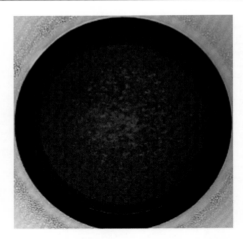

病例 8 图 2　手术视频截图：右眼激光结束，能量良好

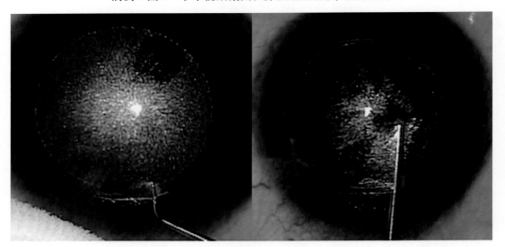

病例 8 图 3　手术视频截图：透镜分离时切口处出现上皮松脱，随着分离继续切口上方上皮脱失呈碎片状

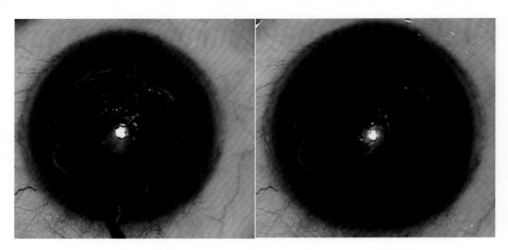

病例 8 图 4　手术视频截图：去除切口周围多余上皮，戴角膜绷带镜

三、病例分析

角膜屈光手术术中角膜上皮脱失发生原因：①术中操作困难，器械反复进入囊袋内；②术中使用表面麻醉剂过多或消毒液进入结膜囊内；③角膜上皮功能障碍（如复发性角膜上皮糜烂治疗后、长时间角膜接触镜配戴史等）。该患者无角膜接触镜配戴史，激光扫描能量均匀，透镜分离顺利，追溯病史，患者多年吸烟史，与术中角膜上皮脱失的相关性有待进一步研究。

处理：小范围的上皮缺损可以不处理，大范围上皮脱失，建议戴角膜绷带镜或加压包扎，术后辅以促进上皮愈合类药物。一定要警惕是否有上皮进入层间，术后裂隙灯显微镜下仔细观察，待气泡吸收后再仔细观察也是非常必要的，可避免上皮层间植入的发生。

预防：做好围术期沟通，减少因患者配合不佳造成的操作困难。配合不佳的患者，可以采用眼科组织镊固定眼球。适度应用表面麻醉剂，睑缘及眼周皮肤消毒时避免进入结膜囊内。术中操作熟练，切口处保持湿润，可以减少器械对组织的损失，减少角膜上皮脱失的发生率。

病例 9　SMILE 手术术中切口裂开

一、病例介绍

患者王某某，女，25 岁。2020 年 3 月 6 日行双眼 SMILE 手术。否认眼部外伤及手术史。否认全身疾病史。否认食物、药物过敏史。

二、诊疗过程

1. 术前检查　见病例 9 表 1，病例 9 图 1。

病例 9 表 1　术前眼专科检查结果

检查	右眼（OD）	左眼（OS）
远视力	0.08	0.5
眼压	15mmHg	16mmHg
轴长	26.60mm	25.28mm
散瞳电脑验光	$-4.00DS$	$-1.25DS/-0.25DC\times50°$
显然验光	$-4.00DS$	$-1.50DS$
矫正视力	1.0	1.0
CCT（前节 OCT）	524μm	524μm
裂隙灯（前节）	正常	正常
眼底	未见异常	未见异常

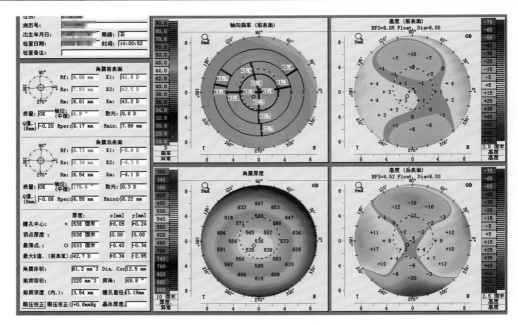

病例 9 图 1a　右眼角膜地形图

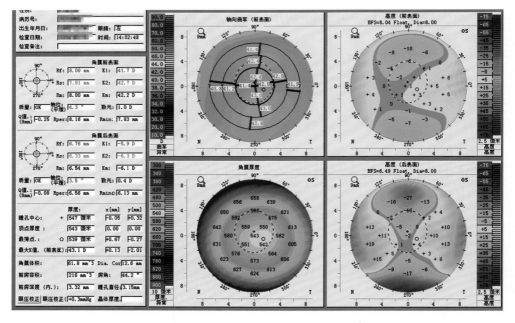

病例 9 图 1b　左眼角膜地形图

2. 手术经过　双眼均采用蔡司 VisuMax 3.0 飞秒激光治疗仪进行 SMILE 手术。手术参数：双眼帽厚 120μm，帽直径 7.5mm，切口宽度 2.1mm，位于 90°，透镜直径 6.5mm，边切角 90°。

3. 术中　双眼激光能量良好，患者术中紧张(病例 9 图 2、病例 9 图 3)。

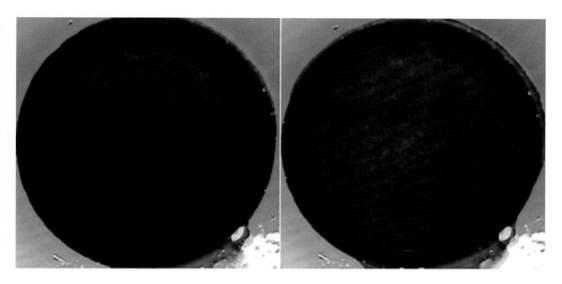

病例9图2　右眼术中图片：右眼透镜底层扫描时患者因紧张眼睛轻度转动，上层能量良好

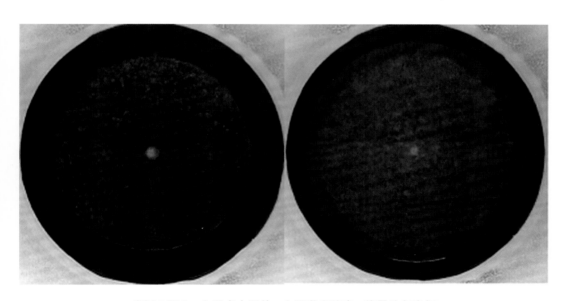

病例9图3　左眼术中图片：左眼激光结束，能量均匀良好

取透镜时，患者术中紧张（病例9图4）。

角膜基质透镜分离完毕后，取出透镜时，患者突然用力做闭眼动作，使角膜切口向光学区撕裂约2mm。

4. 处理　左眼戴角膜接触镜，隔日复诊（病例9图5）。

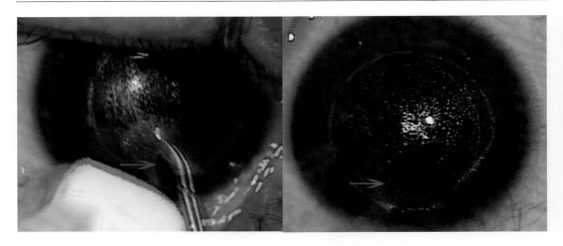

病例 9 图 4　左眼取透镜时，切口裂开 2mm

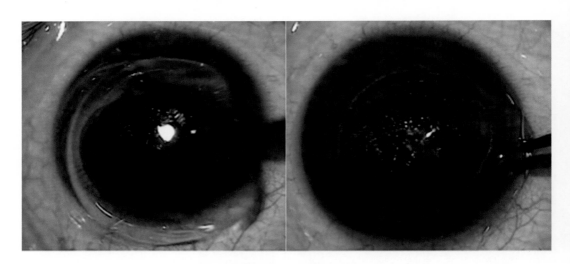

病例 9 图 5　左眼戴角膜接触镜：可见贴附良好

5. 术后随访　患者随访至术后 1 个月，双眼视力 1.0，验光：右眼 - 0.25DS/ - 0.25DC×130°，矫正 1.0，左眼平光 1.0，双眼眼压 15mmHg，双眼角膜透明。

三、病例分析

角膜切口裂伤可因角膜帽厚度过薄、角膜切口过小、患者眼球突然转动或器械操作不细致等原因造成。轻度的切口边缘撕裂，将其平整对合，不需要特殊处理，较明显者需将裂开处严密闭合，避免术后角膜上皮植入。必要时术毕配戴角膜接触镜。本病例患者较为紧张，切口裂开较明显，遂给予配戴角膜接触镜。

预防：操作轻柔熟练，初学者可选择较大切口如 4mm，随着熟练程度逐渐缩小切口至 2mm；做好围术期宣教，术前给予充足的表面麻醉剂点眼，分离透镜及取出透镜时建议用有齿镊夹住 2 点钟方位角巩膜缘固定眼位。

病例 10　SMILE 透镜分离困难

一、病例介绍

患者叶某某，男，29 岁。2017 年 6 月 24 日行双眼 SMILE 手术。否认眼部外伤及手术史。否认全身疾病史。否认食物、药物过敏史。

二、诊疗过程

1. 术前检查　见病例 10 表 1、病例 10 图 1。裂隙灯检查，右眼角膜云翳位于瞳孔下方，直径约 0.5mm，左眼角膜云翳位于瞳孔区，直径约 1mm。前节 OCT（病例 10 图 2）示：双眼云翳呈高密度影，右眼深 128μm，左眼深 223μm。

2. 手术经过　双眼均采用蔡司 VisuMax 3.0 飞秒激光治疗仪进行 SMILE 手术。右眼手术参数：帽厚 130μm，帽直径 7.5mm，切口宽度 2.5mm，位于 90°，透镜直径 6.6mm，边切角 90°，透镜中央厚 111μm，基质床 290μm；左眼手术参数：帽厚 130μm，帽直径 7.5mm，切口宽度 2.5mm，位于 90°，透镜直径 6.6mm，边切角 90°，透镜中央厚 81μm，基质床 321μm。

术前常规冲洗结膜囊、睑缘及眼周皮肤消毒，手术先右后左，右眼手术顺利，左眼激光扫描透镜底层时瞳孔区见直径约 1mm 较低密度影；激光扫描帽低密度影周围聚集部分迟发 OBL（病例 10 图 3）。

3. 处理　左眼透镜上层分离时，中央区分离困难，逐点分离（病例 10 图 4）；透镜下层分离时中央区略有阻力。整个过程动作轻柔，切忌粗暴。成功分离透镜并取出，检查透镜完整（病例 10 图 5）。

4. 术后随访　术后第二天双眼视力 1.0，角膜切口对位良好，右眼角膜透明，左眼角膜云翳较术前浅，观察至术后 2 年，视力及屈光均稳定。

病例 10 表 1　术前眼专科检查结果

检查	右眼（OD）	左眼（OS）
远视力	0.02	0.4
眼压	15mmHg	15mmHg
轴长	26.83mm	26.28mm
散瞳电脑验光	$-4.25DS/-1.25DC\times5°$	$-2.50DS/-1.00DC\times175°$
显然验光	$-4.50DS/-1.25DC\times10°$	$-2.75DS/-1.00DC\times180°$
矫正视力	1.0	1.0
CCT（前节 OCT）	531μm	532μm
裂隙灯（前节）	云翳位于瞳孔下方，直径约0.5mm	角膜中央云翳，直径约1mm
眼底	未见异常	未见异常

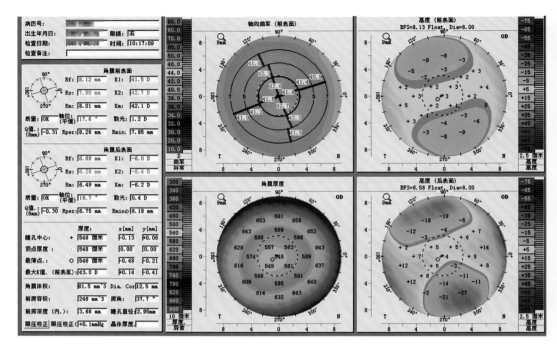

病例 10 图 1a　右眼角膜地形图

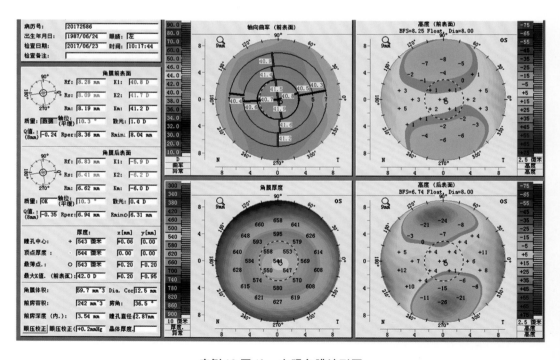

病例 10 图 1b　左眼角膜地形图

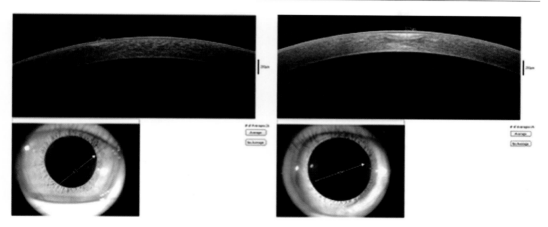

病例 10 图 2　前节 OCT 示双眼云翳呈高密度影，右眼深 128μm，左眼深 223μm

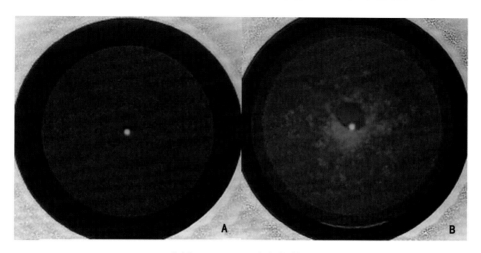

病例 10 图 3　手术视频截图

A：激光扫描透镜底层较均匀，瞳孔中心见直径约 1mm 较低密度影；B：激光扫描帽低密度影周围聚集部分迟发 OBL

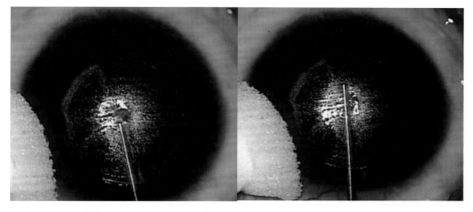

病例 10 图 4　手术视频截图：透镜上层分离困难，逐点分离

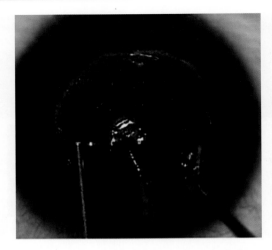

病例 10 图 5　手术视频截图：检查透镜完整

三、病例分析

中心对位良好、激光扫描均匀、透镜易于分离并完整取出是 SMILE 手术成功的重要因素。任何一个环节发生问题，均可能影响手术效果。

透镜分离困难原因：①激光能量输出异常，如能量过低出现黑区，能量过高导致 OBL；②激光扫描过程中，患者配合不佳，眼球转动导致扫描错位；③角膜瘢痕；④角膜表面油脂异物、角膜过干等。该患者术前检查可见双眼角膜云翳，考虑云翳密度不高及患者意愿，最终选择行双眼 SMILE 手术。

当术中发现透镜分离阻力过大，需要分析发生原因，尝试调整分离方向，从不同角度、不同方位分离；可使用特殊的分离器械，分离时轻柔，切忌粗暴；透镜取出后要检查透镜的完整性，确保无组织残留。若面积较大预计分离困难，且无法找到正常组织结构时，建议暂时放弃手术。

预防：术前裂隙灯检查评估角膜透明性，点状现状角膜云翳通常不影响手术，面积较大的角膜云翳慎选 SMILE，尤其是云翳密度较高，激光无法穿透者。术中采用较饱满的吸血海绵擦拭角膜表面，保持角膜润而不湿，无异物。加强围术期沟通，取得患者配合。定期校准激光光路和能量。同时激光扫描时需要评估扫描质量，对于预计无法完成透镜分离者，暂停手术。

病例 11　Intralase 制瓣术中前房气泡（一）

一、病例介绍

患者女性，24 岁。因双眼近视于 2011 年 3 月 19 日就诊拟行激光矫正手术。

　　患者近视 7 年，戴镜矫正，无角膜接触镜配戴史。否认全身疾病史，否认眼部及全身外伤史，否认瘢痕体质，否认药物、食物过敏史。

二、诊疗过程

　　1. 术前眼专科检查　见病例 11 表 1。完善检查后选择 Intralase 飞秒激光制瓣的 LASIK 手术。

病例 11 表 1　术前眼专科检查结果

检查	右眼（OD）	左眼（OS）
远视力	0.15	0.12
眼压	11.0mmHg	10.0mmHg
结膜	无充血	无充血
角膜	透明	透明
前房	深度正常,房水清	深度正常,房水清
虹膜	纹理清晰,色泽正常	纹理清晰,色泽正常
瞳孔	圆,光反射灵敏	圆,光反射灵敏
晶状体	透明	透明
屈光度	− 3.25DS／− 0.50DC × 90° = 1.0	− 3.25DS／− 0.25DC × 85° = 1.0
角膜直径	11.3mm	11.4mm
角膜曲率（Pentacam）	K1 :42.1D@ 14°	K1 :42.1D@ 156°
	K2 :41.4D@ 104°	K2 :41.8D@ 66°
眼底	未见异常	未见异常

　　2. 手术经过　术中先行 Intralase 制瓣，双眼制瓣参数：瓣直径 8.5mm，瓣厚度 95μm，瓣蒂位于上方，边切角 70°，能量 0.9μJ，光束密度 8μm × 8μm，制瓣过程顺利。制瓣完毕移至 VISX Star S4 准分子激光治疗仪，显微镜下可见左眼角膜中央有 2 个前房气泡（病例 11 图 1），正常掀瓣后（病例 11 图 2），行准分子激光切削，生理盐水冲洗基质床，复位角膜瓣（病例 11 图 3）。

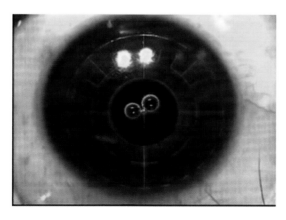

病例 11 图 1　手术视频截图：掀瓣前，角膜中央可见 2 个前房气泡，瞳孔缘清晰可见

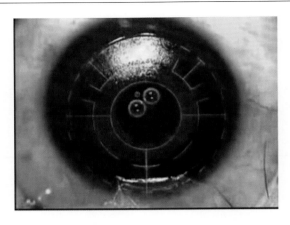

病例 11 图 2　手术视频截图：掀瓣后准分子激光可正常进行

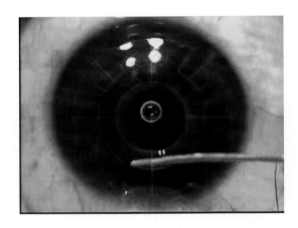

病例 11 图 3　手术视频截图：准分子激光切削完毕生理盐水复位角膜瓣

3. 术后随访　患者随访至术后 1 年，双眼视力 1.0，角膜透明。

三、病例分析

飞秒激光制作角膜瓣是利用波长 1053nm 的近红外光，聚焦在角膜靶组织的设定深度，产生等离子体，通过等离子体光爆破产生微小气泡，大量紧密相连的激光脉冲产生的小气泡连接在一起就会达到极其精密的组织切割效应。术中仅有 CO_2 和水的微小气泡。此微小气泡通常不会有较大的影响，但是这些气泡偶尔会在压力下合并在一起移行至周围组织中，如上皮下气泡、OBL(opaque bubble layer)以及前房气泡。

Srinivasan 等[1]认为前房气泡的发生是术中的气体在负压锥镜的压力下通过 pocket 或角膜周边基质逆行通过小梁网进入前房。前房气泡一旦发生，可能对准分子激光跟踪系统产生干扰，从而影响手术效果，作者发现该患者发生前房气泡后手术顺利完成，并未影响患者术后效果。因此，启示我们[2]：当前房气泡量不多，总面积小于瞳孔，不影响跟踪。医生可将激光仪和手术室的照明系统均调暗，瞳孔相对较大，有利于瞳孔和虹膜的识别，即可在系统自动跟踪下完成激光。

参 考 文 献

［1］Srinivasan S，Rootman DS. Anterior chamber gas bubble formation during femtosecond laser flap creation for LASIK［J］. J Refract Surg，2007，23(8)：828 – 830.

［2］郑秀云，雷玉琳，侯杰，等. 飞秒激光制瓣 LASIK 术中发生前房气泡 51 眼临床分析［J］. 中华眼视光学与视觉科学杂志，2012，14(6)：374 – 376.

病例 12　Intralase 制瓣术中前房气泡(二)

一、病例介绍

患者男性，18 岁。因双眼近视于 2011 年 6 月 19 日就诊拟行激光矫正手术。

患者近视 9 年，戴镜矫正，无角膜接触镜配戴史。否认全身疾病史，否认既往眼部及全身外伤史，否认瘢痕体质，否认药物、食物过敏史。

二、诊疗过程

1. 术前眼专科检查　见病例 12 表 1。完善检查后选择 Intralase 飞秒激光制瓣的 LASIK 手术。

病例 12 表 1　术前眼专科检查结果

检查	右眼(OD)	左眼(OS)
远视力	0.12	0.12
眼压	19.8mmHg	18.1mmHg
结膜	无充血	无充血
角膜	透明	透明
前房	深度正常,房水清	深度正常,房水清
虹膜	纹理清晰,色泽正常	纹理清晰,色泽正常
瞳孔	圆,光反射灵敏	圆,光反射灵敏
晶状体	透明	透明
屈光度	$-5.50DS/-1.00DC \times 175° = 1.0$	$-3.75DS/-1.00DC \times 5° = 1.0$
角膜直径	11.2mm	11.2mm
角膜曲率(pentacam)	K1:45.7D@94°	K1:45.8D@98°
	K2:43.4D@4°	K2:43.8D@8°
眼底	未见异常	未见异常

2. 手术经过　术中先行 Intralase 制瓣,先右后左,右眼制瓣参数:瓣直径 8.5mm,瓣厚度 90μm,瓣蒂位于上方,边切角 70°,能量 0.9μJ,光束密度 8μm×8μm,制瓣过程中发现 8 点钟方位近角膜缘出现 1 个前房气泡(病例 12 图 1),遂将左眼瓣直径缩小至8.3mm,余参数同右眼。制瓣完毕移至 VISX Star S4 准分子激光治疗仪,显微镜下可见右眼角膜中央有 1 个前房气泡(病例 12 图 2),正常掀瓣后(病例 12 图 3),行准分子激光切削,生理盐水冲洗基质床,复位角膜瓣(病例 12 图 4)。

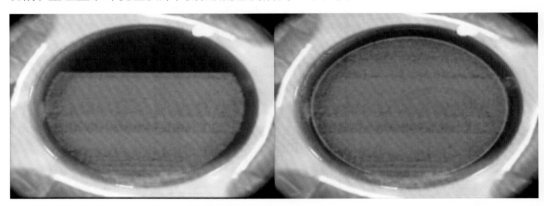

病例 12 图 1　手术视频截图:制瓣过程,8 点钟方位近角膜缘出现 1 个前房气泡

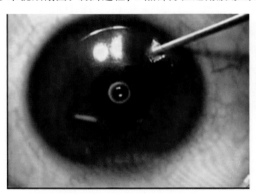

病例 12 图 2　手术视频截图:掀瓣前,右眼角膜中央可见 1 个前房气泡,瞳孔缘清晰可见

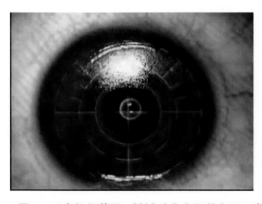

病例 12 图 3　手术视频截图:掀瓣后准分子激光可正常进行

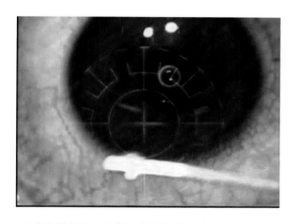

病例 12 图 4　手术视频截图：准分子激光切削完毕生理盐水冲洗，复位角膜瓣

3. 术后随访　患者术后 1 周、1 个月复诊，双眼视力均为 1.0，角膜透明。

三、病例分析

前房气泡是 Intralase 术中常见的不良现象，病例 11 与病例 12 均在制瓣过程中产生了少量的前房气泡，并不影响手术正常进行，也不影响术后效果。回顾此两例患者检查结果，不难发现此两例患者角膜直径均相对较小，我院郑秀云等医生[1]对早期 51 例 Intralase 前房气泡分析发现，前房气泡的发生跟角膜瓣直径呈正相关，跟角膜直径呈负相关，即是角膜瓣直径/角膜直径比值较大时，负压及锥镜系统产生的压力使得角膜基质内小气泡汇聚成较大气泡，穿过周边角膜基质和小梁网，进入前房。该患者右眼发生前房气泡后，及时调整了左眼的制瓣参数（将角膜瓣直径由常规的 8.5mm 缩小至 8.3mm），未发生前房气泡。

当然，作者也注意到并不是所有角膜直径小的患者均发生前房气泡，可能跟患者角膜其他特性有关，临床通常通过角膜地形图获取角膜直径，此为水平径，但患者角膜并非正圆形，多数呈横椭圆，相同的水平径，垂直径却个体差异显著。因此，并不是角膜直径小的患者一定会发生前房气泡，可于术前裂隙灯下评估角膜形态，对于角膜直径小，且明显横椭圆形角膜，可以调整手术参数，避免前房气泡的发生。

参 考 文 献

[1] 郑秀云，雷玉琳，侯杰，等. 飞秒激光制瓣 LASIK 术中发生前房气泡 51 眼临床分析[J]. 中华眼视光学与视觉科学杂志，2012，14(6)：374 – 376.

病例 13　Intralase 制瓣术中双眼大量前房气泡(一)

一、病例介绍

患者女性,21 岁。因双眼近视于 2011 年 5 月 18 日就诊拟行激光矫正手术。

患者近视 10 年,戴镜矫正,无角膜接触镜配戴史。否认全身疾病史,否认眼部及全身外伤史,否认瘢痕体质,否认药物、食物过敏史。

二、诊疗过程

1. 术前眼专科检查　见病例 13 表 1。完善检查后选择 Intralase 飞秒激光制瓣的 LASIK 手术。

病例 13 表 1　术前眼专科检查结果

检查	右眼(OD)	左眼(OS)
远视力	0.12	0.12
眼压	17.1mmHg	14.8mmHg
结膜	无充血	无充血
角膜	透明	透明
前房	深度正常,房水清	深度正常,房水清
虹膜	纹理清晰,色泽正常	纹理清晰,色泽正常
瞳孔	圆,光反射灵敏	圆,光反射灵敏
晶状体	透明	透明
屈光度	$-9.25DS/-1.00DC\times180°=1.0$	$-8.75DS/-1.25DC\times175°=1.0$
角膜直径	11.0mm	11.0mm
角膜曲率(pentacam)	K1:43.6D@81°	K1:43.6D@95°
	K2:42.4D@171°	K2:42.2D@5°
眼底	豹纹状眼底	豹纹状眼底

2. 手术经过　术中先行 Intralase 制瓣,双眼制瓣参数:瓣直径 8.5mm,瓣厚度 100μm,瓣蒂位于上方,边切角 70°,能量 0.9μJ,光束密度 8μm×8μm,制瓣过程可见双眼产生大量前房气泡。移至 VISX Star S4 准分子激光治疗仪显微镜下可见前房气泡聚集于瞳孔区(病例 13 图 1),瞳孔缘部分被遮盖,正常掀瓣后,将准分子激光仪和手术室照明度调低后,瞳孔略大(病例 13 图 2),自动跟踪下完成手术行准分子激光切削,生理盐水冲洗基质床,复位角膜瓣。

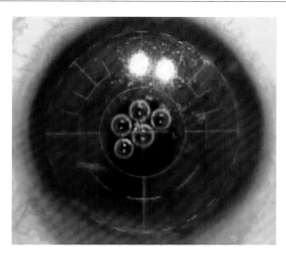

病例 13 图 1　手术视频截图：较多的前房气泡，瞳孔缘暴露不全，影响跟踪

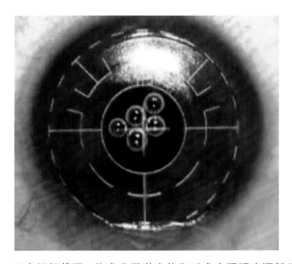

病例 13 图 2　手术视频截图：将准分子激光仪和手术室照明度调低后，瞳孔略大

3. 术后随访　患者随访至术后 3 个月，双眼视力 1.0，角膜透明。

病例 14　Intralase 制瓣术中双眼大量前房气泡(二)

一、病例介绍

患者男性，18 岁。2011 年 5 月 24 日拟行双眼 Intralase 辅助的 LASIK 术。患者近视 5 年，戴镜矫正，无角膜接触镜配戴史。否认全身疾病史，否认既往眼部及全身外伤史，否认瘢痕体质，否认药物、食物过敏史。

二、诊疗过程

1. 术前眼专科检查　见病例 14 表 1。

病例 14 表 1　术前眼专科检查结果

检查	右眼（OD）	左眼（OS）
远视力	0.25	0.2
眼压	14.5mmHg	15.1mmHg
结膜	无充血	无充血
角膜	透明	透明
前房	深度正常,房水清	深度正常,房水清
虹膜	纹理清晰,色泽正常	纹理清晰,色泽正常
瞳孔	圆,光反射灵敏	圆,光反射灵敏
晶状体	透明	透明
屈光度	$-6.00DS/-0.75DC \times 180° = 1.0$	$-5.75DS = 1.0$
角膜直径	10.7mm	10.7mm
角膜曲率（pentacam）	K1:43.5D@95°	K1:43.4D@91°
	K2:42.2D@5°	K2:42.9D@1°
眼底	豹纹状眼底	豹纹状眼底

2. 手术经过　术中先行 Intralase 制瓣，双眼制瓣参数同病例 13，制瓣后移至 VISX Star S4 准分子激光治疗仪下发现双眼大量大小不等的前房气泡（病例 14 图 1），瞳孔完全被遮盖，正常掀瓣后，将准分子激光仪和手术室照明度调低后，瞳孔仍无法暴露，与患者交流后，患者不同意在手动跟踪模式下完成手术，掀瓣未激光立即水复位；等待 2 小时后发现仍然无法进行瞳孔和虹膜识别跟踪，于制瓣第二天前房气泡吸收后顺利进行激光切削（病例 14 图 2）。

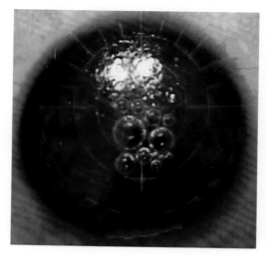

病例 14 图 1　手术视频截图：大量前房气泡，无法暴露瞳孔

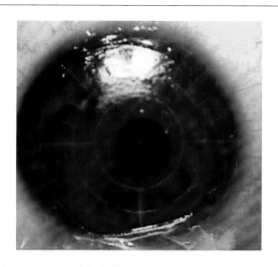

病例 14 图 2　手术视频截图：制瓣第 2 天前房气泡已吸收

3. 术后随访　患者随访至术后 6 个月，双眼视力 1.0，角膜透明。

三、病例分析

飞秒激光制作角膜瓣可以在前房产生气泡。有报道[1~3]认为，在激光过程中，前房气泡干扰了眼球跟踪，可能对术后效果产生一定的影响。病例 13 术中，作者将准分子激光仪和手术室照明调暗后，在自动跟踪模式下完成准分子激光切削，术后裸眼视力均达到术前矫正视力。病例 14 术中，照明调暗后仍无法跟踪。因此，跟患者沟通后暂停手术，待第二天前房气泡吸收后行准分子激光，术后视力恢复良好。因此作者认为如果前房气泡量不多，总面积比瞳孔小，并不影响跟踪，需要医生将激光仪和手术室的照明系统均调暗，瞳孔相对较大，不影响瞳孔和虹膜的识别，即可在系统自动跟踪下完成激光。

回顾本中心发生的前房气泡，与患者角膜直径较小，角膜瓣直径相对较大有关，病例①双眼角膜横径 11.0mm，病例 14 双眼角膜横径仅 10.7mm，瓣蒂（pocket）位于角膜缘区，而不是透明角膜区，气体通过 pocket 或角膜周边基质通过小梁网进入前房，从而发生前房气泡。

预防：术前充分评估患者角膜形态，根据患者角膜直径、形态，屈光度大小，瞳孔直径个性化设计角膜瓣直径、pocket 位置尤为重要。

参 考 文 献

[1] Lifshitz T, Levy J, Klemperer I, et al. Anerior chamber gas bubbles after corneal flap creation with a femtosecond laser[J]. J Cataract Refract Surg, 2005, 31(11): 2227 – 2229.

[2] Srinivasan S, Rootman DS. Anterior chamber gas bubble formation during femtosecond laser flap creation for LASIK[J]. J Refract Surg, 2007, 23(8): 828 – 830.

[3] Kuo AN, Kim T. Persistent anterior chamber gas bubbles during IntraLASIK[J]. J Cataract Refract Surg, 2007, 33(6): 1134-1135.

病例 15 Intralase 制瓣术中发生上皮下气泡

一、病例介绍

患者沈某某，男，27 岁。2011 年 2 月 23 日行双眼 Intralase 飞秒激光辅助的 LASIK 手术(iLasik)。患者近视 12 年，戴镜矫正，无角膜接触镜配戴史。否认眼部外伤及手术史。否认全身疾病史。否认食物、药物过敏史。

二、诊疗过程

1. 术前检查　见病例 15 表 1。

病例 15 表 1　术前眼专科检查结果

检查	右眼(OD)	左眼(OS)
远视力	0.25	0.2
眼压	16mmHg	14mmHg
轴长	28.86mm	28.65mm
显然验光	$-9.00DS/-0.50DC \times 180°$	$-8.75DS/-1.00DC \times 170°$
矫正视力	1.0	1.0
角膜曲率(pentacam)	K1:41.4D@170°	K1:41.4D@8°
	K2:42.0D@80°	K2:42.4D@98°
CCT(前节 OCT)	528μm	518μm
裂隙灯(前节)	正常	正常
眼底	未见异常	未见异常

2. 手术经过　在表面麻醉下行双眼 iLasik 手术。术中先行 Intralase 制瓣，双眼制瓣参数：瓣直径 8.5mm，瓣厚度 90μm，瓣蒂位于上方，边切角 70°，能量 0.9μJ，光束密度 8μm×8μm，制瓣过程顺利。制瓣完毕移至 MEL80 准分子激光治疗仪，显微镜下可见右眼瞳孔鼻侧角膜上皮下气泡(病例 15 图 1)，掀瓣时先分离正常激光扫描区，小心自上皮下气泡周围向中心分离，成功掀瓣后，上皮下气泡相应位置可见基质小凹，基质床光滑(病例 15 图 2)，常规行准分子激光切削，生理盐水冲洗基质床，复位角膜瓣。带角膜绷带镜。

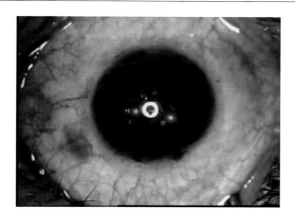

病例 15 图 1　手术视频截图：右眼瞳孔鼻侧可见角膜上皮下气泡

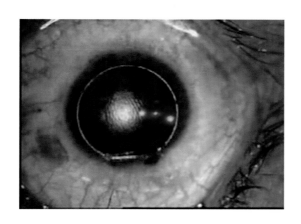

病例 15 图 2　手术视频截图：掀瓣后，上皮下气泡相应位置可见基质小凹，基质床光滑

3. 术后随访　患者随访至术后 1 个月，双眼视力 1.0，角膜透明。

三、病例分析

飞秒激光是一种以脉冲形式运转的红外激光，利用光爆破原理进行组织的切割。术中仅有 CO_2 和水的微小气泡。当气泡突破前弹力层可聚集在上皮下，形成上皮下气泡[1]。发生原因：①飞秒激光设备未定期校准，激光束聚焦在上皮下；②角膜上皮较厚（病例 15 图 3），麻药、术前洗眼使术中角膜上皮水肿，角膜上皮厚度进一步增厚，角膜瓣设计过薄，可发生上皮下气泡，如本病例中患者为高度近视，为了保留足够的角膜基质床，设计了厚度 $90\mu m$ 的角膜瓣；③前弹力层的局部缺如或异常的前弹力层连接，如角膜云翳或瘢翳（病例 15 图 4）等。

处理：单个上皮下气泡，直接用掀瓣器，动作轻柔；较多密集上皮下气泡，可以用较锋利的刀片分离，注意刀片的方向，操作应轻柔，经验不足者不可轻易处理。

预防：定期校准飞秒激光设备性能；所有拟行飞秒激光制瓣的患者术前采用前节 OCT 等设备评估角膜上皮厚度与形态；并合理设计角膜瓣厚度等参数。

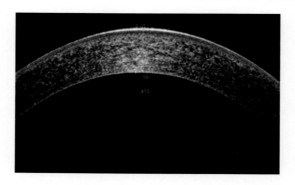

病例 15 图 3　前节 OCT：角膜上皮厚度为 59μm

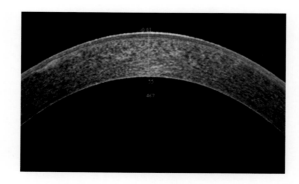

病例 15 图 4　前节 OCT：患者角膜上皮 55μm，鼻侧云翳

参 考 文 献

[1] Srinivasan S, Herzig S. Sub – epithelial gas breakthrough during femtosecond laser flap creation for LASIK [J]. Br J Ophthalmol, 2007, 91(10)：1373.

病例 16　Intralase 制瓣气体逸至角膜表面

一、病例介绍

患者男性，24 岁。2011 年 1 月 25 日拟行 Intralase 飞秒激光辅助的 LASIK 手术。双眼近视 10 年，戴镜矫正，无角膜接触镜配戴史。否认全身疾病史。否认眼部及全身外伤史。否认瘢痕体质。否认药物、食物过敏史。

二、诊疗过程

1. 术前检查 右眼视力 0.02，屈光度 −7.25DS/−0.75DC×20°，矫正视力 1.0，裂隙灯检查 12~1 点钟方位近角膜缘可见一个约 1mm 大小的角膜云翳，角膜最薄点厚度为 497μm，余检查结果正常；左眼视力 0.04，屈光度 −6.00DS/−1.25DC×155°，矫正视力 1.0，角膜最薄点厚度 496μm，余检查结果正常。

2. 手术经过

（1）Intralase 制瓣。制瓣参数：瓣直径 8.5mm，瓣厚度 90μm，瓣蒂位于上方，边切角 70°，能量 0.9μJ，光束密度 8μm×8μm。右眼制瓣过程中 12~1 点钟方位气体聚集，逸至角膜表面，于制瓣 9 秒，气泡突然向下扩大，前端超过制瓣前缘 0.5mm（病例 16 图 1），继续完成制瓣过程。

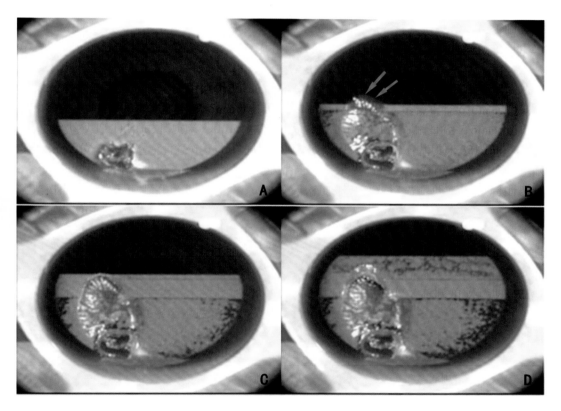

病例 16 图 1 手术视频截图

A. 制瓣 7 秒，12~1 点钟方位气体逸至角膜表面；B. 制瓣 9 秒，气泡前端超过制瓣前缘；C. 制瓣 11 秒；D. 制瓣 13 秒

（2）准分子激光。制瓣完毕移至 VISX Star S4 准分子激光治疗仪，右眼掀瓣时，瞳孔鼻侧有约 1.5mm×0.5mm 三角形区域未被激光爆破（病例 16 图 1B，病例 16 图 2），无法顿性分离，改用宝石刀水平切开，掀瓣后见切开区光滑程度尚可，边缘呈细微阶梯，常规给予准分子激光切削后，生理盐水冲洗，复位角膜瓣。

（3）术后随访：随访至术后 3 个月，患者无不适主诉，双眼视力 1.0，角膜透明。

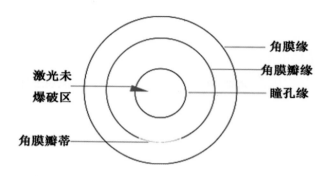

病例 16 图 2　示意图：阴影部分为激光未爆破区

三、病例分析

飞秒激光制作角膜瓣的副产物是 CO_2 和水，术中在负压锥镜的作用下，CO_2 和水的微小气泡合并在一起移行至周围组织中，常见的有 OBL（opaque bubble layer）、前房气泡以及上皮下气泡。该病例制瓣术中气体逸至角膜表面，分析原因跟患者角膜云翳以及飞秒激光参数设置有关，该患者高度近视，角膜厚度相对较薄，为了保留安全的角膜基质床厚度，术中角膜瓣厚度设置了 90μm，但是患者右眼角膜云翳，且位于 pocket 附近，导致本应该由 pocket 收集的气体通过角膜云翳不正常的组织连接处逸至角膜表面。

处理：气体逸至角膜表面，如果位于已经完成激光扫描区，可正常完成手术。如果逸至角膜表面的气体在任何阶段超过了制瓣前缘，建议暂停手术，重新评估后可将瓣蒂旋转 90°，如设置到鼻侧，立即再次制瓣。

预防：较致密的角膜瘢痕会影响飞秒激光的穿透，导致角膜组织不能良好地被爆破，应避免选择飞秒激光。对于角膜瘢痕较浅的患者，根据深度、密度及位置可适当选择飞秒激光，飞秒激光参数需要个性化设置，角膜瓣厚度不可设置过薄，pocket 位置也应避开角膜瘢痕附近。

病例 17　飞秒激光制瓣角膜瓣偏心

一、病例介绍

患者男性，22 岁。否认眼部及全身疾病史. 否认重大外伤及手术史。否认药物、食物过敏史。

二、诊疗过程

1. 术前眼科检查　见病例 17 表 1。

病例 17 表 1　术前眼科检查结果

检查	右眼（OD）	左眼（OS）
远视力	0.25	0.3
眼压	17mmHg	15mmHg
综合验光	−2.50DS = 1.0	−2.00DS = 1.0
眼前节检查	角膜透明	角膜透明
眼底	未见明显异常	未见明显异常
OCT 角膜厚度	500μm	502μm
角膜曲率（Pentacam）	K1:39.5D@86°	K1:39.5D@118°
	K2:40.1D@176°	K2:39.6D@28°
角膜直径	12.3mm	12.4mm

2. 诊断　屈光不正（双眼）。

3. 治疗经过

（1）第一次制瓣：采用 Femto LDV 飞秒激光制作角膜瓣，术中飞秒激光参数选择：负压环选择 9.0mm，预设瓣厚 110μm，瓣蒂位于上方，术中先确认负压在绿色范围（即安全范围），再踩脚踏行飞秒激光制瓣，手术先右后左，右眼顺利，左眼制瓣完毕见形成一个略偏鼻侧、直径约 6.5mm 的小瓣（见病例 17 图 1）。

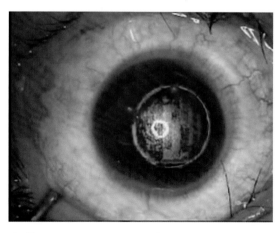

病例 17 图 1　手术视频截图：左眼术中形成一偏鼻侧小瓣，直径约 6.5mm，颞侧刚过瞳孔缘

与患者沟通后建议放弃手术，拟 1～3 个月后，角膜形态稳定后再次制瓣，但患者表示第二天必须参加公务员体检，在反复跟患者沟通之后，经院内外专家会诊，制订新的治疗方案。

（2）第二次制瓣：1 小时后瓣下气泡消失，先行前节 OCT 检查，原小瓣厚 119μm（病例 16 图 2）。采用 Intralase 飞秒激光二次制瓣，参数设计如下：预计角膜瓣厚 140μm，瓣直径 8.6mm，余参数同常规，制瓣顺利（病例 17 图 3），掀瓣时略有阻力，从颞侧开始掀瓣，操作要轻柔，避免掀开原角膜瓣，掀瓣后见角膜基质床光滑（病例 17 图 4），常规行 MEL80 准分子激光切削，生理盐水角膜瓣复位，术毕戴绷带式隐形眼镜。

术后给予典必舒眼水点眼 15 分钟 1 次，术后 2 小时视力 0.5，裂隙灯下（病例 17 图

5）见角膜瓣对位良好、轻度水肿。前节 OCT（病例 17 图 6）测角膜瓣厚度为 143μm，典必舒改为 1 小时 1 次；术后第 2 天，瓣缘上皮已愈合（病例 17 图 7），摘角膜接触镜视力0.6，小孔 0.8，调整用药典必舒 3 次/日；术后第 5 天视力 1.2，角膜形态较前规则（病例 17 图 8）。随访至术后 1 年，视力、屈光状态稳定。

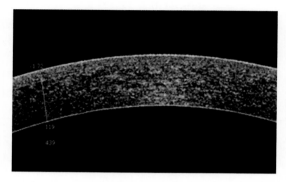

病例 17 图 2　前节 OCT 图片：示原偏小瓣厚 119μm，对应点基质床 439μm

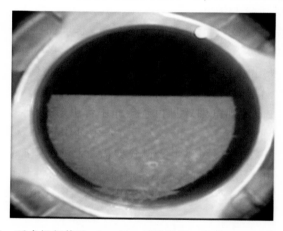

病例 17 图 3　手术视频截图：Intralase 制瓣顺利，此图上方仍可见原小瓣边缘

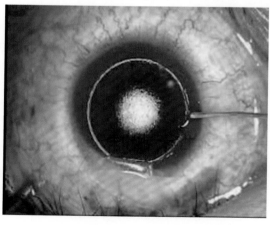

病例 17 图 4　手术视频截图：掀瓣后可见角膜基质床光滑

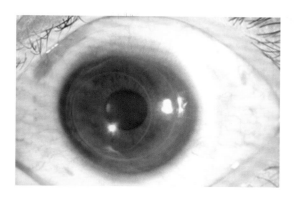

病例 17 图 5　手术视频截图：左眼术后 2 小时，角膜瓣对位良好，轻度水肿（坐位）

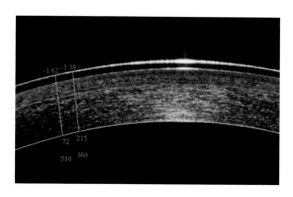

病例 17 图 6　术后 2 小时前节 OCT 图片

测角膜瓣厚度为 143μm（215μm−隐形厚 72μm），对应点基质床厚 360μm

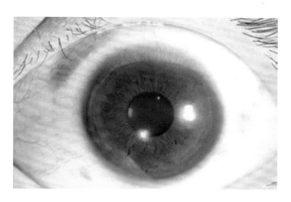

病例 17 图 7　前节照相：术后第 2 天，瓣缘上皮已愈合，图为摘角膜接触镜后

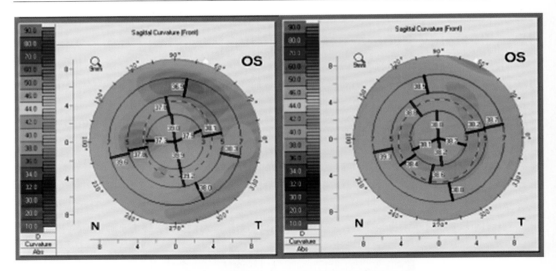

病例 17 图 8　Pentacam 图片：左图为术后第二天角膜形态，右图为术后第五天角膜形态

三、病例分析

飞秒激光是以脉冲形式运转的红外线激光，波长为 1053nm，飞秒激光在眼科领域中最重要的应用就是用于角膜屈光手术，尤其 LASIK 手术中制作板层角膜瓣。Intralase、Femto LDV 是较早应用于临床的两种飞秒激光仪。

不同于机械板层刀制瓣，飞秒激光制瓣中发生负压脱失，多可以立即采用相同的参数二次制瓣，因为飞秒激光制瓣完毕，角膜瓣和基质床并未完全分离，而是由微细的基质桥连接，需要经过顿性分离，角膜瓣才能被掀起。因此，在未掀瓣前立即二次制瓣，不会使角膜瓣和基质床发生位移。但是 Femto LDV 所制角膜瓣的基质桥明显少于其他飞秒激光角膜瓣，易于分离，因此不建议立即二次制瓣。

该病例发生时我中心同时拥有 Intralase FS60 和 Femto LDV 飞秒激光，该患者在进行 Femto LDV 制瓣时，产生偏心小瓣，患者强烈要求当日二次手术，在跟患者充分沟通以后，经过再次评估制订新的方案，于当天为其实施二次制瓣。考虑到两次制瓣间隔时间很短，如果二次制瓣还用相同的预计瓣厚度，实际得到的瓣可能会出现部分碎基质片、基质桥，为了利于掀瓣，一般二次瓣厚度设计比原瓣厚 20μm 以上，但是目前 Femto LDV 只能用厂家提供的固定参数的垫片进行手术，不能个性化设计，而 Intralase FS60 可以个性化设计角膜瓣厚度，此患者第一次瓣厚度为 119μm（病例 17 图 2），我们将二次瓣厚设为 140μm，实际得到瓣厚 143μm（病例 17 图 6）；其次 Intralase 制瓣跟角膜曲率关系不大，而 Femto LDV 受角膜曲率影响[1]，此患者角膜平坦 K 为 39.5D，Femto LDV 二次制瓣仍然有产生小瓣的可能。

四、治疗体会

小角膜瓣的发生与负压不足、角膜 K 值偏小、术中失去负压（如挤眼、眼球转动等）、假性负压吸引（如反复吸引后，水肿的球结膜被吸入）等因素有关。预防措施主要为充分暴露眼球，确保负压吸引足够后，再启动制瓣程序，对于角膜 K 值过大、过小的患者尽量避免使用机械刀以及 Femto LDV 飞秒激光制瓣，可选用 Intralase 等飞秒激光制瓣。

　　尽管飞秒激光较之机械微型角膜刀制瓣安全性、准确性有了很大提高，但是仍然可能发生角膜瓣相关并发症。当需要二次手术的时候，应仔细分析首次手术失败的原因，根据并发症的具体情况确定二次手术的时机，完成充分的再手术术前准备，如采用前节 OCT 检查了解首次瓣的形态（大小、厚度等），以便二次制瓣时设计更佳的角膜瓣参数。作者认为，二次瓣一般选择大于且略深于首次瓣，以防掀瓣过程中出现碎基质片、微基质桥等不良现象。做好患者的沟通，术中尽量取得患者的配合。掀瓣操作轻柔，复瓣时要仔细对位，将角膜瓣展平贴附于基质床上，使角膜瓣与瓣下基质黏着牢固，减少瓣移位及形成细小皱褶的概率，真正提高手术质量。

参 考 文 献

[1] Pietilä J, Huhtala A, Jääskeläinen M, et al. LASIK flap creation with the Ziemer femtosecond laser in 787 consecutive eyes[J]. J Refract Surg, 2010, 26(1): 7 – 16.

第二章　角膜屈光手术术后并发症

病例 18　Trans – PRK 术后 Haze

一、病例介绍

患者男性，17 岁，双眼近视激光术后右眼视力逐渐下降 10 天。患者曾于 2 个月前行双眼 Trans – PRK 手术矫治近视，术后未按时用药及随访，近 10 天感觉右眼视物模糊，无眼疼、眼痒等伴随症状。否认全身疾病史。否认既往眼部及全身外伤史。否认瘢痕体质。

二、诊疗过程

1. 眼专科检查　见病例 18 表 1、病例 18 图 1、病例 18 图 2。

病例 18 表 1　眼专科检查结果

检查	右眼（OD）	左眼（OS）
远视力	0.5	1.0
眼压	14.0mmHg	15.0mmHg
结膜	无充血	无充血
角膜	中央区 Haze Ⅱ 级	中央区 Haze Ⅰ 级
前房	深度正常,房水清	深度正常,房水清
虹膜	纹理清晰,色泽正常	纹理清晰,色泽正常
瞳孔	圆,光反射灵敏	圆,光反射灵敏
晶状体	透明	透明
眼底	未见异常	未见异常

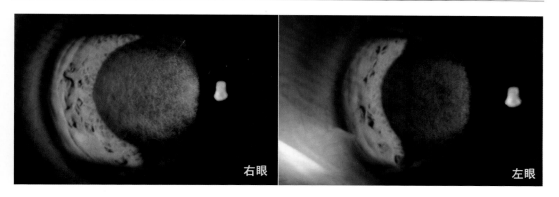

病例 18 图 1　右眼角膜 Haze Ⅱ 级，左眼角膜 Haze Ⅰ 级

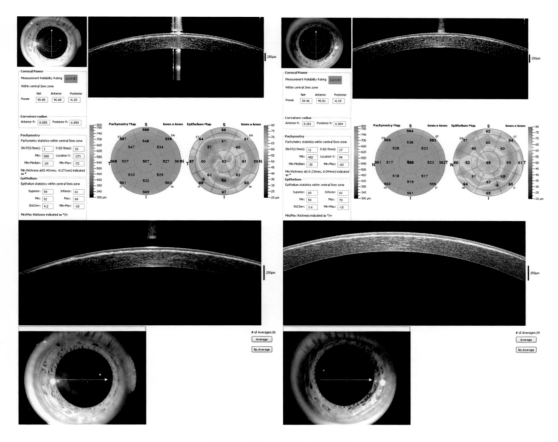

病例 18 图 2　双眼 OCT 检查

可见上皮厚度不均匀，上皮下混浊带明显，右眼较左眼严重。

2. 诊断

（1）角膜上皮下雾状混浊（双）。

（2）Trans – PRK 术后（双）。

3. 治疗经过

(1)给予1%醋酸泼尼松龙滴眼液点双眼,早、中、晚各3次,5日后复诊。双眼角膜基本同前,给予1%醋酸泼尼松龙滴眼液点双眼,早、中、晚各2次,2%卡替洛尔滴眼液点双眼,每日2次,5日复诊。检查结果如下(病例18表2、病例18图3)。

病例 18 表 2　用药 5 日后复诊眼专科检查情况

检查	右眼(OD)	左眼(OS)
视力	0.6	0.6
眼压	15mmHg	15mmHg
角膜	角膜中央区 Haze Ⅱ级	角膜中央区 Haze Ⅰ级
角膜曲率(pentacam)	K1:40.2D	K1:40.4D
	K2:41.0D	K2:40.5D

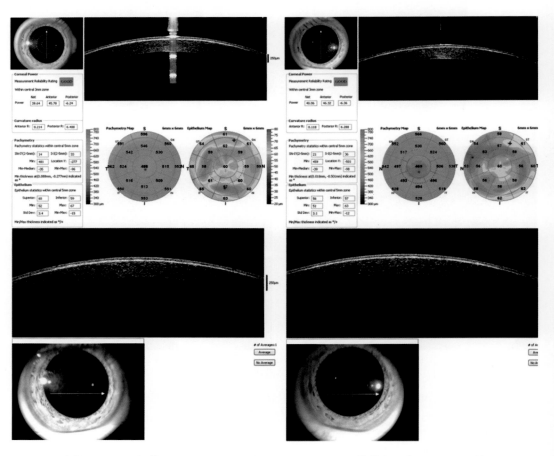

病例 18 图 3　用药 5 天后双眼 OCT 检查可见上皮下混浊带基本同前,无明显改善

（3）用药 10 天后复诊，双眼视力 0.8，眼压 10mmHg，角膜透明度无明显改善，给予 1% 醋酸泼尼松龙滴眼液点双眼 4 次/日，2% 卡替洛尔滴眼液 2 次/日点双眼，2 周复诊（病例 18 图 4）。

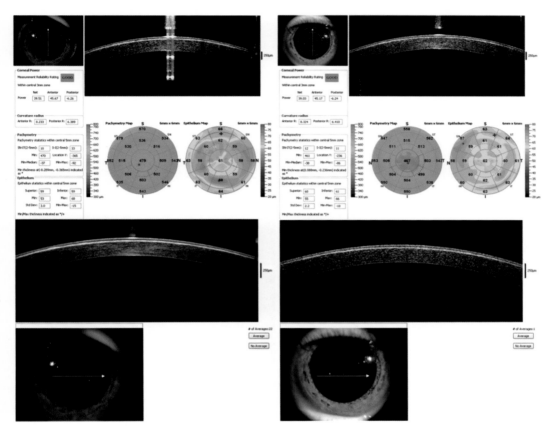

　　病例 18 图 4　　双眼 OCT 检查可见用药 10 日后上皮厚度分布不均匀，较前改善。上皮下混浊带无明显改善

（4）用药 3 周后复诊，双眼视力 1.0，眼压右眼 8mmHg、左眼 10mmHg，角膜透明度较前略见好转，嘱点眼方法同前（病例 18 表 3、病例 18 图 5）。

病例 18 表 3　　用药 3 周后复诊眼专科检查情况

检查	右眼（OD）	左眼（OS）
视力	1.0	1.0
眼压	8mmHg	10mmHg
角膜曲率（pentacam）	K1:39.5D	K1:40.2D
	K2:39.7D	K2:40.2D

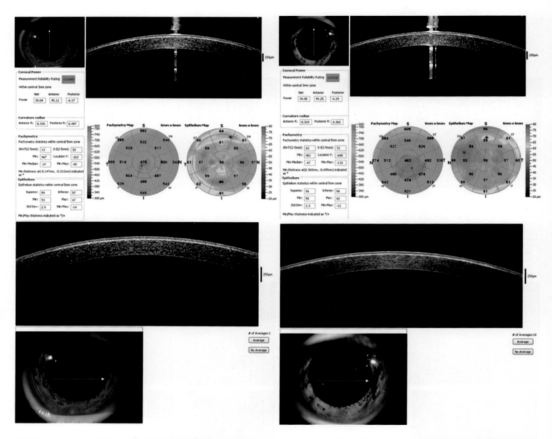

病例 18 图 5　双眼 OCT 检查可见用药 3 周后上皮中央区分布较前明显改善，上皮下混浊带较前减轻

（5）用药 1 个月后复诊，双眼角膜较前好转，给予 0.1％氟米龙滴眼液点双眼，每日 4 次，2％卡替洛尔滴眼液点双眼每日 2 次，2 周复诊（病例 18 表 4、病例 18 图 6、病例 18 图 7）。

病例 18 表 4　用药 1 个月后复诊眼专科检查情况

检查	右眼（OD）	左眼（OS）
视力	1.0	1.0
眼压	14.5mmHg	14.5mmHg
角膜曲率（pentacam）	K1:39.7D	K1:39.7D
	K2:39.7D	K2:40.4D

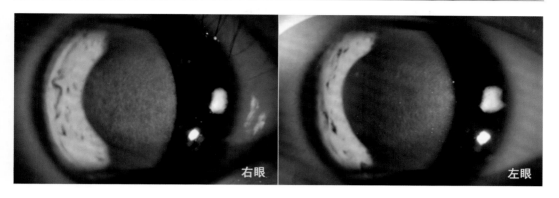

病例 18 图 6 用药 1 个月后双眼角膜 Haze 均较前减轻

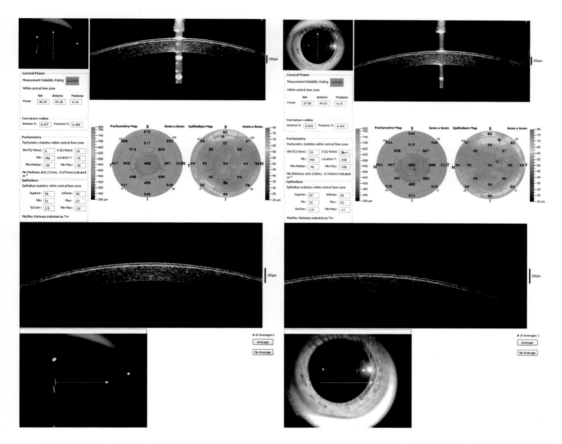

病例 18 图 7 用药 1 个月后双眼前节 OCT 检查所示双眼角膜中央区上皮分布均匀,上皮下混浊带明显减轻

　　(6)用药 2 个月后复诊,眼科检查:右眼视力:1.0$^+$,左眼 1.0,眼压右眼 11mmHg、左眼 12mmHg,双眼角膜 Haze 0.5 级,给予 0.1% 氟米龙滴眼液点双眼,每日 2 次,用 2 周;后每日 1 次,用 2 周,1 个月复诊(病例 18 图 8)。

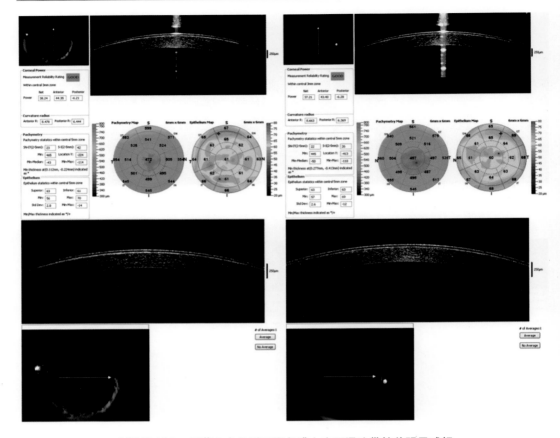

病例 18 图 8　用药 2 个月后双眼角膜上皮下混浊带较前明显减轻

三、病例分析

　　角膜上皮下雾状混浊(Haze)是准分子激光手术后一种常见的并发症,以表层手术最为常见,严重者会引起视力障碍,从而在一定程度上影响手术疗效。典型 Haze 在术后 1～3个月最显著,迟发性 Haze 较少见,通常在术后 6 个月左右出现[1]。

　　1. 病因及危险因素　引起 Haze 的具体病因尚不确切,可能的危险因素包括:个体差异(如性别和年龄)、自身免疫性疾病、术前屈光度高低、泪膜状况、切削深度、切削区大小、激光光斑直径的大小、手术方式、术后角膜上皮愈合时间、术后未应用糖皮质激素或使用不规律以及紫外线的影响等。

　　2. 临床表现及分级　裂隙灯下主要表现为角膜透明度的下降,上皮下基质的混浊。轻度 Haze 可无明显症状,一般在术后 1 年左右逐渐消退,部分患者会出现短暂的视力下降或眩光。严重 Haze 患者则会出现屈光回退、角膜不规则散光以及明显的视力下降,病程持续时间较长。

　　目前 Haze 的严重程度主要依据 Fantes 分级法分为 5 级:①0 级:角膜完全透明;②1级:裂隙灯下可见轻微角膜混浊,不影响虹膜纹理的观察;③2 级:裂隙灯下较易发现的混浊,虹膜纹理轻度不清楚;④3 级:角膜中度混浊,虹膜和晶状体中度不清楚;⑤4 级:

角膜重度混浊，无法窥见眼内结构。

3. 预防和治疗[1,2]

（1）目前用于预防 Haze 形成的方法主要包括：①严格掌握表层手术的适应证；②及时并合理使用糖皮质激素滴眼液；③术前术后改善眼表环境，预防并治疗干眼；④尽早促进术后上皮愈合；⑤屈光度高的患者适当使用丝裂霉素；⑥术后口服维生素 C 等。

（2）治疗：①对于 Fantes 分级≤2 级的 Haze 的患者，多随着时间延长多可自行消退而无须治疗；②对于严重的病例需要进行积极治疗，可使用糖皮质激素进行冲击，或使用非甾体类抗炎药、抗代谢药、纤溶酶抑制物等药物进行合理应用；③慎行 PTK 手术切削；④出现屈光回退的患者，在角膜透明度恢复后可考虑行板层手术予以矫正。

四、病例小结

本例患者在 Trans‑PRK 术后出现的角膜 Haze 可能与其术后未按时用药以及个人体质有关，经过使用糖皮质激素冲击治疗，最终转归良好，但恢复过程漫长。因此，对于选择表层手术的患者，在严格掌握手术适应证的同时，术后要重视患者的依从性，从而提升手术质量。

参 考 文 献

[1] Alio JL, Azar AD. 屈光手术后角膜上皮下雾状混浊（Haze）. 屈光手术并发症的处理[M]. 李耀宇，主译. 北京：人民军医出版社，2010：166－172.

[2] Margo JA, Munir WM. Corneal Haze following refractive surgery：A review of pathophysiology, Incidence, Prevention, and Treatment[J]. Int Ophthalmol Clin, 2016, 56(2)：111－125.

病例 19　飞秒 LASIK 术后外伤致角膜瓣内折伴上皮植入

一、病例介绍

患者男性，24 岁，右眼外伤后异物感伴视物模糊 5 天。患者于 5 天前右眼被肘部撞伤后出现流泪、异物感等症状，当地医院就诊抗炎治疗（具体不详），自觉右眼视力逐渐下降，遂来我院就诊。5 年前曾在我院行双眼激光辅助的 LASIK 手术，术后视力稳定。否认眼部及全身疾病史。否认过敏史。

二、诊疗过程

1. 临床检查　眼专科检查情况见病例 19 表 1。

病例 19 表 1　眼专科检查结果

检查	右眼（OD）	左眼（OS）
视力	0.6	1.0
眼压	9mmHg	10mmHg
结膜	结膜轻度充血，无水肿	无充血、水肿
角膜	鼻下方3~5点钟位角膜瓣折向基质床，瓣下上皮植入侵及瞳孔区约1mm，局部基质水肿	透明
前房	深度适中，房水清	同右眼
虹膜	纹理清晰，色泽正常	同右眼
瞳孔	圆，3mm，光反射正常	同右眼
晶状体	透明	同右眼
玻璃体	轻度混浊	同右眼
眼底	C/D=0.3，视乳头界清，色红，动静脉血管正常，黄斑反光可见	同右眼

特殊检查：眼前段照相（病例 19 图 1），前节 OCT 可见角膜瓣层间高密度反光（病例 19 图 1）。

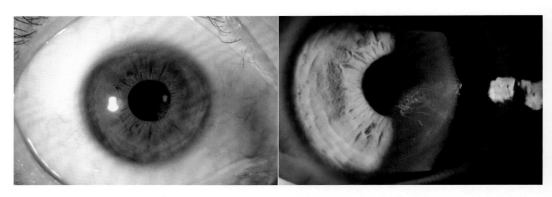

病例 19 图 1　右眼外伤后角膜鼻下方 3~5 点钟位角膜瓣折向基质床，瓣下上皮植入，基质水肿

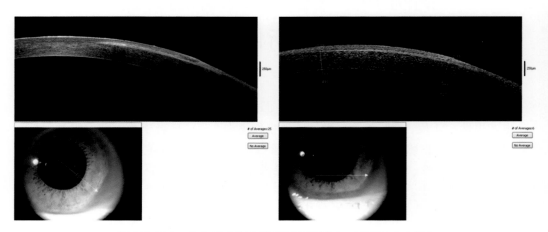

病例 19 图 2　外伤后右眼角膜瓣折向基质床，瓣下见上皮植入

2. 治疗经过

（1）急诊行右眼角膜瓣清创复位术。术中用虹膜恢复器将角膜瓣从鼻下方钝性分离并掀开，轻柔展开折叠的角膜瓣，仔细撕掉角膜瓣背面上皮样膜，用上皮铲清理基质床及角膜瓣背面上皮，平衡盐溶液冲洗后仔细对位，术毕配戴角膜接触镜。术后给予 0.5% 左氧氟沙星滴眼液、0.5% 妥布霉素地塞米松滴眼液点眼（病例 19 图 3，病例 19 图 4）。

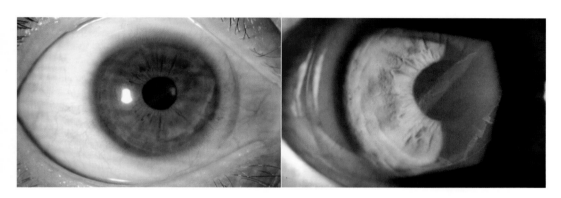

病例 19 图 3　右眼角膜清创复位术后

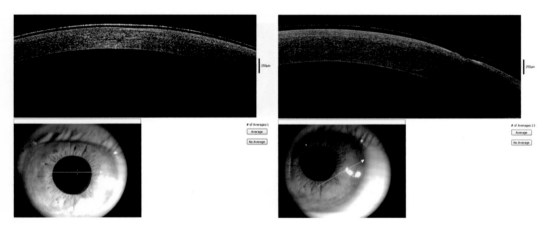

病例 19 图 4　右眼角膜瓣清创 + 复位术后前节 OCT 检查（戴角膜接触镜）

（2）术后第 2 天复诊，右眼视力 0.3、眼压 12mmHg，裂隙灯显微镜检查见角膜接触镜在位，角膜上皮轻度水肿，角膜瓣对位好，瓣下清洁，中央区可见折痕，余无异常。处理：取角膜接触镜，妥布霉素地塞米松滴眼液点眼减轻局部反应，观察病情变化（病例 19 图 5，病例 19 图 6）。

（3）术后 1 周复诊右眼视力 1.0 −，眼压 11mmHg，检查见角膜瓣对位好，无上皮植入复发。角膜地形图见散光明显减少，眼前节照相及 OCT 检查均显示角膜瓣层间清洁（病例 19 图 7，病例 19 图 8）。嘱常规用药，定期随访。

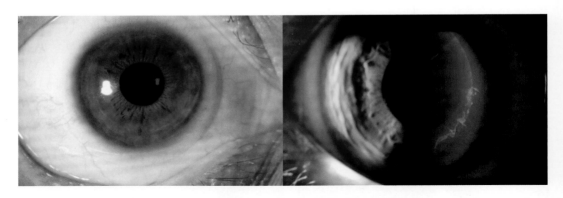

病例 19 图 5   右眼术后 2 天复诊眼前段检查，角膜接触镜在位，角膜瓣对位好，中央区可见折痕

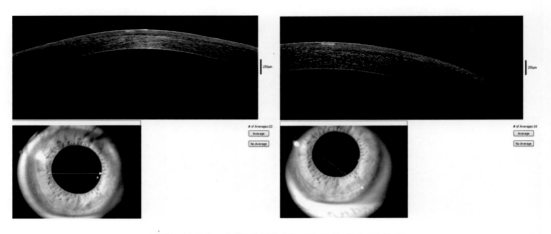

病例 19 图 6   右眼术后 3 天复诊眼前节 OCT 检查

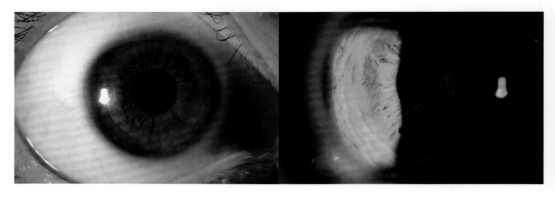

病例 19 图 7   1 周后复诊，角膜瓣对位好

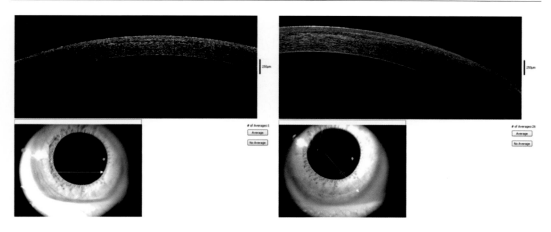

病例 19 图 8　1 周后复诊眼前节 OCT 检查

三、病例分析

LASIK 术后角膜上皮植入是指角膜上皮细胞自角膜瓣边缘向中央生长，或在层间原位生长，若植入部位接近视轴区会严重威胁视力。一旦确诊后需严密观察，并根据病情及时采取必要措施[1, 2]。

1. 原因[2, 3]

（1）术后角膜瓣外伤致角膜瓣移位或出现层间间隙。

（2）术中上皮损伤或上皮残留层间。

（3）术中出现角膜瓣并发症，如角膜瓣裂伤、纽扣瓣、不完全瓣等。

（4）术后角膜瓣下炎症反应。

（5）再次 LASIK 手术或 RK 术后行 LASIK 手术等。

2. 临床表现　角膜上皮植入的早期患者通常无自觉症状，裂隙灯下可见角膜瓣下线状、乳白色细胞颗粒，多数情况下较为局限且稳定。若病情发展，可出现乳白色片状、地图状的细胞岛，随着上皮植入的生长，侵及瞳孔区会显著影响视力，也可出现不规则散光，严重者会出现角膜瓣的溶解。

3. 分级和处理[4]

（1）1 级：上皮植入局限于角膜瓣边缘 2mm 范围内，边界清晰，无进展，通常不需要处理，仅需要严密观察。

（2）2 级：植入的上皮细胞超过角膜瓣边缘 2mm 范围，可见细胞巢，边界模糊。系进展性病例，需要采取积极措施控制病情。可采用糖皮质激素滴眼液治疗，若需要手术治疗，术中需要轻柔掀开角膜瓣，仔细刮除上皮细胞并严密对位角膜瓣，术毕配戴治疗性角膜接触镜，必要时可以考虑 PTK 进行激光消融。

（3）3 级：植入的角膜上皮接近视轴区，角膜瓣出现翻卷、隆起或自融。此时需要立即进行手术治疗，角膜瓣严重溶解者可考虑去除角膜瓣。

四、病例小结

本例患者系飞秒 LASIK 术后外伤导致角膜瓣内翻折叠，内折的角膜上皮以及出现的层间的潜在腔隙导致上皮植入的发生,且上皮侵及瞳孔区影响了视力。对于此类病例应尽快进行手术处理,复位角膜瓣的同时限制上皮细胞生长时间。特别需要注意的是,处理上皮时不仅要彻底清理基质床,还需要仔细清理角膜瓣基质面,避免留下上皮的"种子"导致上皮植入复发。

参 考 文 献

[1] Alio JL, Azar AD. LASIK:晚期手术并发症. 见:屈光手术并发症的处理[M]. 李耀宇,主译. 北京:人民军医出版社,2010:67 – 93.

[2] 王铮. 准分子激光原位角膜磨镶术. 全国医用设备使用人员(LASIK/PRK)上岗考试指南. 中华医学会继续教育部规范教材[M]. 北京:军事医学科学出版社,2016:179 – 206.

[3] Kohnen T, Remy M. Complications of corneal lamellar refractive surgery[J]. Ophthalmologe, 2015, 112 (12):982 – 989.

[4] Ting DSJ, Srinivasan S, Danjoux JP. Epithelial ingrowth following laser in situ keratomileusis (LASIK): prevalence, risk factors, management and visual outcomes [J]. BMJ Open Ophthalmol, 2018, 3 (1):e000133.

病例20　LASIK 术后10 年外伤
致角膜上皮植入伴穿孔

一、病例介绍

患者男性,30 岁,左眼被塑料崩伤后视物模糊。患者十余天前左眼被塑料不慎崩伤,即感异物感、流泪及视物模糊,于当地医院给予药物治疗(抗生素及促上皮生长药物),因视物模糊无改善来我院就诊。患者约在10 年前行双眼 LASIK 手术矫正近视,自诉术后视力稳定。否认眼部及全身疾病史。否认眼部过敏史。

二、诊疗过程

1. 眼专科检查　见病例20 表1。

初步诊断:角膜外伤(左);角膜上皮植入(左);LASIK 术后(双);屈光回退(右)。

2. 检查治疗经过

(1)眼前节照相及前节 OCT 检查显示角膜上皮植入层间,且侵及瞳孔区(病例20 图1、病例20 图2)。

病例 20 表 1　眼专科检查结果

检查	右眼（OD）	左眼（OS）
视力	0.5	0.6（主导眼）
验光	$-2.00DS/-0.75DC\times90°=0.8$	$+2.50DS/-6.00DC\times25°=0.8$
眼压	12.0mmHg	9.0mmHg
结膜	无充血	无充血
角膜	透明，可见灰白色角膜瓣边缘	6~11点钟位角膜瓣局部隆起欠规则，瓣下可见灰白色混浊
前房	深度适中，房水清	深度适中，房水清
虹膜	纹理清晰，色泽正常	纹理清晰，色泽正常
瞳孔	圆，光反射灵敏	圆，光反射灵敏
晶状体	透明	透明
眼底	C/D=0.3，视乳头界清，色红，动静脉血管正常，黄斑反光可见	C/D=0.3，视乳头界清，色红，动静脉血管正常，黄斑反光可见

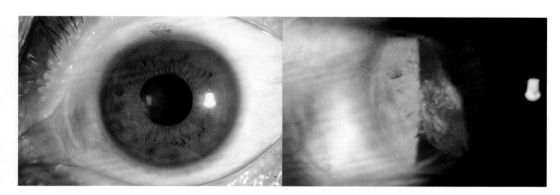

病例 20 图 1　入院后左眼眼前节照相可见中央偏鼻下区灰白色混浊，基质水肿

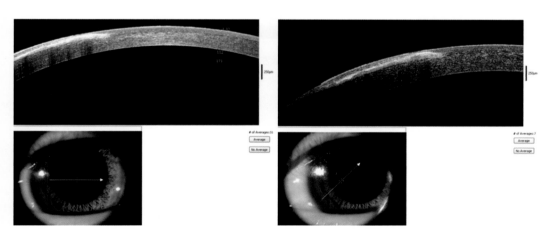

病例 20 图 2　左眼角膜瓣下上皮植入

（2）与患者沟通后在表麻下行左眼角膜瓣下上皮刮除＋清创术。术中使用虹膜恢复器将角膜瓣从鼻下方轻柔掀开，用上皮铲仔细去除基质床及角膜瓣背面的上皮，术中见角膜瓣局部穿孔，大小约1mm，清理完毕后使用平衡盐溶液冲洗，仔细对位，晾干约5分钟，术毕配戴角膜绷带镜。给予0.5%左氧氟沙星滴眼液6次／日、0.5%妥布霉素地塞米松滴眼液4次／日点眼（病例20图3、病例20图4）。

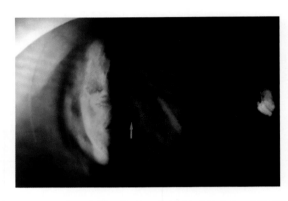

病例20图3　术后2小时眼前节照相显示角膜瓣对位良好，局部穿孔，瓣下清洁

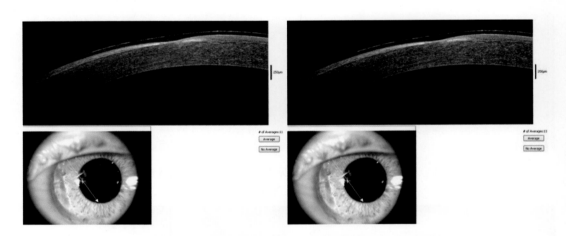

病例20图4　前节OCT检查示左眼角膜瓣穿孔、局部变薄

（3）术后第1天复诊：左眼隐形眼镜在位，角膜瓣对位良好，局部轻度水肿，上皮完整，行眼前节照相及前节OCT检查（病例20图5、病例20图6），继续按原方案用药。

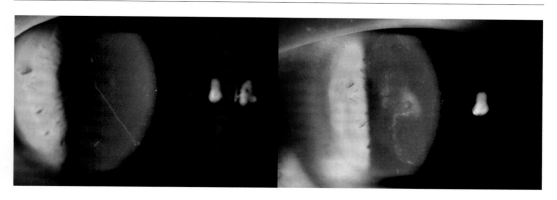

病例 20 图 5　术后第 1 天，眼前节照相隐形眼镜在位，角膜瓣对位良好，上皮完整

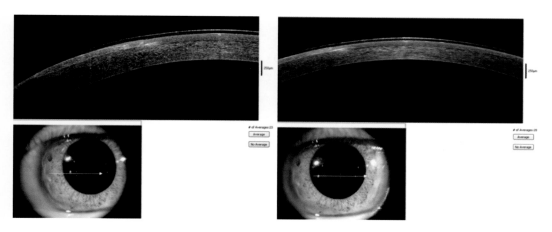

病例 20 图 6　术后第 1 天，前节 OCT 检查示角膜瓣轻度水肿，瓣下基本清洁

　　术后第 5 天复诊：左眼视力 0.6、眼压 13mmHg，隐形眼镜在位，角膜上皮完整，角膜瓣对位良好，水肿基本消退，瓣下清洁，穿孔区轻度混浊，取出隐形眼镜（病例 20 图 7、病例 20 图 8）。给予 0.5% 左氧氟沙星滴眼液 4 次/日、0.1% 氟米龙滴眼液 6 次/日点眼。

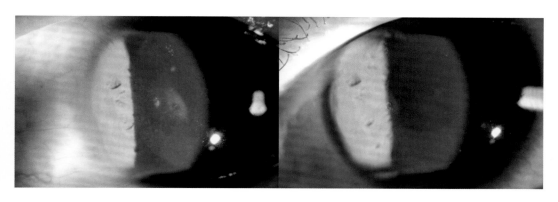

病例 20 图 7　术后第 5 天眼前节照相

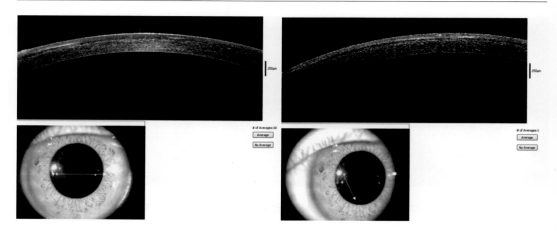

病例 20 图 8　术后第 5 天前节 OCT 检查

　　术后第 10 天复诊：左眼视力恢复至 1.0，眼压 12mmHg，电脑验光：－1.00DS/－0.75DC×180°，角膜瓣对位良好，瓣下清洁，穿孔区混浊同前。嘱患者 0.1% 氟米龙滴眼液逐渐减量至停药。

　　三、病例分析

　　LASIK 术后角膜瓣相关的并发症是影响术后疗效的重要危险因素，由于 LASIK 术后角膜中央光学区没有瘢痕组织形成，组织黏附力较弱，因此抵抗外力的能力明显低于正常角膜组织。研究指出因外伤导致的角膜瓣掀起或移位在术后 1 天至 10 余年均有可能发生，发生外伤后及时处理，通常能获得较为满意的结果。如果不进行积极治疗，植入的上皮不断发展和延伸，阻断角膜瓣正常的代谢及营养来源，严重者引起角膜瓣发生增厚、基质的融解或腐蚀。

　　本例患者为 LASIK 术后十余年发生角膜外伤，因外伤后未及时就诊，使角膜上皮植入瓣与基质床之间产生潜在间隙，并出现了明显的角膜不规则和较大的散光。术中发现角膜瓣穿孔，一方面可能是由外伤直接导致的；另一方面，可能是植入的上皮随着时间延长影响了角膜组织的正常营养代谢，最终导致角膜组织的局部溶解及穿孔。针对此类患者在进行手术治疗时，一定要轻柔操作，掀开角膜瓣后将植入的上皮刮除干净，避免残留上皮细胞，复位后晾干 5 分钟以上，使瓣与基质床贴合更紧密。术毕放置角膜绷带镜直至上皮完全愈合，并严密观察上皮植入是否复发。

病例 21　SMILE 矫治近视术后切口裂伤伴上皮植入

　　一、病例介绍

　　患者男性，18 岁。双眼近视 7 年余，因参军体检要求摘镜。戴镜矫正否认角膜接触镜配戴史,近3年屈光度稳定,否认全身疾病史,否认眼部外伤及全身外伤史。否认过敏史。

二、诊疗过程

1. 术前眼科检查 见病例21表1。

病例21表1 术前眼科检查结果

检查	右眼(OD)	左眼(OS)
远视力	0.07	0.08
眼压	17mmHg	18mmHg
综合验光	−6.25DS=1.0⁻	−5.75DS/−0.50DC×180°=1.0⁻
眼前节检查	双眼角膜中央透明,上方结膜化2~3mm,左眼颞下方角膜云翳,余未见异常	同右眼
眼底	未见明显异常	未见明显异常
OCT角膜厚度	524μm	524μm
角膜曲率	K1:43.3D@157.4°	K1:43.1@15.2°
(Pentacam)	K2:43.5D@67.4°	K2:43.7@91.2°
角膜直径	11.7mm	11.7mm

2. 治疗经过

(1)完善相关检查后行双眼飞秒激光小切口角膜微透镜取出术(SMILE),术中切口位于上方,大小设置为2mm,手术顺利,术毕裂隙灯检查双眼角膜帽下无异物、油脂及碎屑,术后2小时复诊见右眼切口处帽下大量油脂,遂在表麻下冲洗切口处油脂,冲洗时因患者眼球剧烈转动出现切口处轻微裂伤约1mm,仔细对位并观察1小时后离院。常规左氧氟沙星滴眼液、0.1%氟米龙滴眼液、玻璃酸钠滴眼液点眼,嘱1周复诊。

(2)术后1周复诊,自述右眼视物不适,眼科检查:双眼视力1.0,眼压11mmHg,右眼验光:+0.50DS/−1.00DC×125°,左眼−0.25DS/−0.25DC×155°。裂隙灯下可见右眼角膜切口下大量油脂,局部似有上皮植入(病例21图1)。

处理:表麻下行右眼切口处冲洗,使用虹膜恢复器轻柔掀开角膜微切口,平衡盐溶液冲洗切口下油脂,冲洗时发现膜状上皮,使用显微镊撕除植入的上皮组织后再仔细冲洗并对位切口,术毕配戴角膜绷带镜(病例21图2)。0.1%氟米龙滴眼液及左氧氟沙星滴眼液点眼。5天后复诊,患者无不适,右眼视力1.0,验光:+0.50DS/−0.50DC×165°,散光明显降低,切口处清洁,对位良好,取出角膜绷带镜后嘱定期复诊。术后3个月复诊,右眼视力1.0⁺,检查无异常。

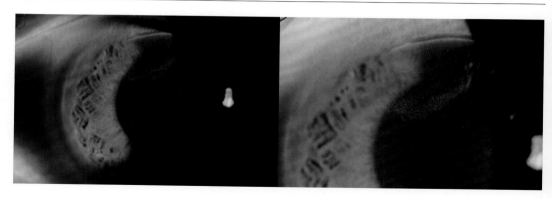

病例 21 图 1　SMILE 术后 1 周角膜切口处大量油脂渗入

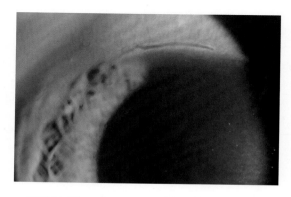

病例 21 图 2　切口处理后层间清洁、对位良好

三、病例分析

飞秒激光小切口角膜微透镜取出术是应用飞秒激光在角膜基质进行扫描，使其形成透镜后将其从边缘小切口取出的角膜屈光手术方式。因其无瓣、微创的特点近年来在临床得到广泛开展，研究显示，与传统制作角膜瓣的 LASIK 手术相比，SMILE 手术在术后视觉质量、生物力学、干眼等各方面均占优势，获得了较为理想的临床效果。

SMILE 手术因切口较小，发生上皮植入的风险较低，但术中切口的裂伤、水分、碎屑及油脂等异物进入切口内，也会引起上皮植入的发生。SMILE 手术切口的撕裂与角膜切口过小、术中患者眼球突然转动、器械操作不当或动作粗鲁等原因有关，轻微的切口撕裂通常不需要处理，但明显的裂伤需要仔细对位，使切口处严密闭合。该患者术前存在角膜上方结膜化，制作上方切口后对合口弹性及密闭性相对较差，因此易导致油脂等异物进入切口下；另一方面冲洗时因眼球转动导致切口撕裂，从而引起切口处上皮植入的发生。

上皮植入局限于切口处，对视力没有任何损害时无须处理。但是个别病例上皮植入严重，侵及视区影响视力、产生不规则散光者需及时对切口处进行清洗，撕除上皮，仔细对位切口。该患者上皮植入后造成散光及患者不适，通过及时的切口下冲洗及刮除植入的上皮，并配戴角膜接触镜，术后恢复良好。

SMILE 术后避免上皮植入的方法：术前避免过多使用表面麻醉剂或过度冲洗结膜囊；避免术中器械损伤角膜上皮；避免用可能带有角膜上皮细胞的器械进入帽内侧面或角膜基质床面；轻柔冲洗，冲洗后延长观察时间；对于角膜直径小，角膜上方结膜化显著，切口设置宜避开上方，可设置在 11 点钟方位；当切口位于透明角膜外，切口裂开、密闭不佳的患者，需要及时配戴角膜绷带镜保护切口。

病例 22 飞秒 LASIK 术后双眼边缘性角膜炎

一、病例介绍

患者女性，24 岁，因"双眼近视激光术后 1 天流泪、异物感"就诊。患者于 1 天前行双眼 Intralase 飞秒激光制瓣的 LASIK 手术，手术顺利。既往体健，否认全身病史，否认眼部疾病及外伤史。否认瘢痕体质及过敏史。

二、诊疗过程

1. 患者术后第 2 天 11 时就诊情况：双眼视力 1.0，结膜轻度充血，角膜瓣对位好，鼻侧角膜瓣缘处可见灰白色点状浸润（病例 22 图 1）。处理：给予 1% 醋酸泼尼松龙滴眼液 1 次/小时，加替沙星凝胶 3 次/日，留院观察。

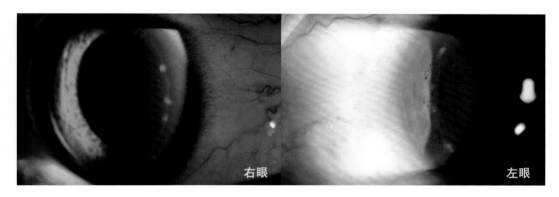

病例 22 图 1 角膜瓣缘处可见灰白色点状浸润

当日 20 时，诉流泪加重，检查见双眼结膜充血，浸润点融合成浓密灰白色条索样浸润带，上皮完整，浸润条带与角膜缘之间有清晰的透明角膜间隔，同时，右眼颞上方出现新的浸润，浸润处角膜瓣下伴轻度弥散性层间角膜炎（DLK），角膜后无沉着物，房水清（病例 22 图 2）。处理：加用 0.5% 妥布霉素地塞米松滴眼液 1 次/小时，妥布霉素地塞米松眼膏睡前 1 次涂眼减轻反应，严密观察。

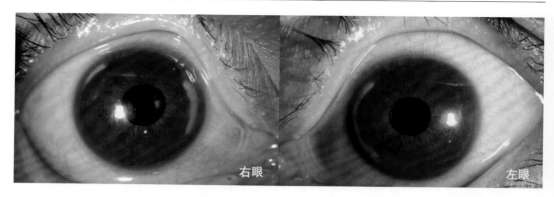

病例 22 图 2　双眼角膜鼻侧灰白色条索样浸润带，上皮完整，浸润条带与角膜缘之间有清晰的透明角膜间隔，同时，右眼颞上方出现新的浸润，浸润处角膜瓣下伴轻度弥散性层间角膜炎（DLK）

2. 术后第 3 天，患者诉流泪减轻，双眼视力 1.0，但角膜浸润范围扩大，沿角膜缘呈扩展趋势，DLK 加重，侵及瞳孔区，伴轻度房水闪辉（病例 22 图 3）。前节 OCT 示角膜上皮完整，浸润局限于前基质，深度约 240um，伴随瓣下炎症反应（病例 22 图 4）。共焦显微镜检查：浸润区上皮完整，前部基质层可见中等量未分化的朗格汉斯细胞。睫毛显微镜下检查及睑缘刮片可见螨虫。处理：给予复方托吡卡胺滴眼液点眼活动瞳孔，甲强龙 500mg 静脉滴注 1 次，余继前治疗。术后第 4 天，刺激症状消退。角膜浸润处于稳定，维持用药。

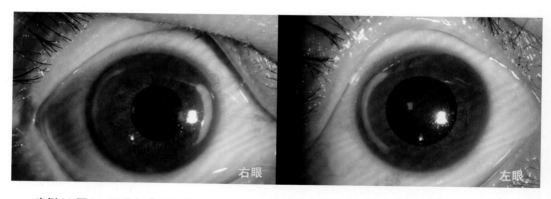

病例 22 图 3　双眼角膜浸润范围扩大，沿角膜缘呈扩展趋势，DLK 加重，侵及瞳孔区，伴轻度房水闪辉

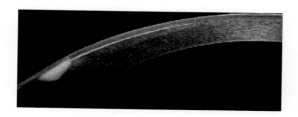

病例 22 图 4　术后第 3 天前节 OCT 示左眼浸润区及层间均存在炎性反应，炎性细胞接近中央区（高反光区）

3. 术后第 6 天，双眼视力 1.0，眼压：右眼 11mmHg，左眼 12mmHg，结膜无充血，角膜浸润处及层间炎症反应基本消退，局部遗留云翳。处理：改用醋酸泼尼松龙滴眼液点眼，逐周递减，1 个月后停药（病例 22 图 5）。治疗后随访 3 个月，视力稳定，双眼角膜遗留浅层云翳，未见复发。

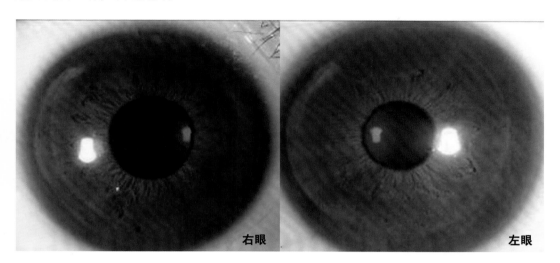

病例 22 图 5 角膜浸润处及层间炎症反应基本消退，局部遗留云翳

三、病例分析

有关准分子激光角膜屈光术后边缘性角膜浸润的病例国内外均有报道，但飞秒激光 LASIK 术后出现边缘性角膜浸润，且进展迅速，呈双眼性，临床较为少见。2005 年 Lifshitz 等[1] 报道了 5 眼发生在不同类型准分子激光角膜屈光术后的边缘性角膜浸润，其中 1 只眼为飞秒激光 LASIK 术后，浸润在第 1 天出现，激素治疗第 2 天病情控制。2010 年俞莹等[2] 报道了 1 眼 LASIK 术后第一天边缘性角膜浸润，且伴 DLK，临床特点与我们报道的相似。本例报道的患者浸润初期为点状，高度怀疑为感染性，但数小时后点状浸润融合进展为环形，发展迅速，同时伴 2 级 DLK，遂按照免疫性角膜炎进行治疗，之后的共焦显微镜检查结果及治疗效果亦证实了此点。此外，与以往报道的使用激素治疗后 1 天即明显缓解不同，该患者在糖皮质激素及抗生素冲击治疗 4 天后病情才见逐渐缓解，可能与个人免疫力也有一定关系。

准分子激光角膜屈光术后边缘性角膜浸润具体发生机制尚不明确，目前研究多认为该病属于一种抗原诱导的角膜免疫反应[1-3]。朗格汉斯细胞作为抗原提呈细胞在角膜周边部比较丰富，主要通过快速释放大量细胞因子参与免疫应答，因此该处是免疫反应的良好场所。术前睑缘、结膜囊、空气或手术器械表面存在的表皮葡萄球菌、睑板腺炎症或结膜的慢性炎症以及全身免疫性疾病如类风湿性关节炎等因素均有可能诱发角膜缘的免疫性炎症[4]。也有研究认为激光本身可能激发了潜伏在角膜基质中的抗原或本身产生的抗原引起免疫反应[5]。

本例患者在飞秒激光制瓣的过程中，双眼在角膜缘部位均出现不同程度的不透明气泡层(OBL),且位置与之后浸润的部位一致。我们的猜测可能是飞秒激光产生的这种气泡腔隙为之后的浸润提供了有利条件,加之准分子激光和患者本身眼部及全身存在的不明因素共同触发了免疫反应。然而,对于类似患者,在浸润初期症状不典型时,高度怀疑感染并在发病24~36小时内进行积极的治疗是极为必要的,若免疫反应的症状出现再进行下一步治疗,就会延误患者的病情。

通过本病例可知边缘性角膜浸润具有的典型临床特征:①发病时间短,通常发生在术后1周以内;②病变位于角膜缘部位,基质环形浸润,与角膜缘之间有透明带;③上皮完整,呈无菌性浸润;④病程短,糖皮质激素治疗有效,预后佳。

参 考 文 献

[1] Lifshitz T, Levy J, Mahler O, et al. Peripheral sterile corneal infiltrates after refractive surgery[J]. J ca Taract Refract Surg, 2005, 31(7): 1392 – 1395.

[2] 俞莹,陈辉,程新梁. 准分子激光原位角膜磨镶术后边缘性角膜浸润一例[J]. 中华眼科杂志, 2010, 46(7): 649 – 650.

[3] Al – Amry MA. Severe bilateral paralimbal sterile infiltrates after photorefractive keratectomy[J]. Middle East Afr J Ophthalmol, 2014, 21(1): 83 – 85.

[4] Teal P, Breslin C, Arshinoff S, et al. Corneal subepithelial infiltrates following excimer laser photorefractive keratectomy[J]. J Cataract Refract Surg, 1995, 21(5): 516 – 518.

[5] Teichmann KD, Cameron J, Huaman A, et al. Wesselytype immune ring following phototherapeutic keratectomy[J]. J Cataract Refract Surg, 1996, 22(1): 142 – 146.

病例23 Epi – LASIK 术后绷带镜下沉淀物

一、病例介绍

患者男性,18岁,因参军查体要求手术提高视力。既往体健,否认眼部外伤及手术史。否认全身病史。否认瘢痕体质。

二、诊疗过程

1. 检查及手术 双眼眼部检查结果无异常,于2016年5月6日在表麻下行双眼Epi – LASIK手术,术中顺利,术毕配戴角膜绷带镜(博士伦纯视)。术后常规点眼,0.1%氟米龙4次/日,普罗纳克(溴芬酸钠滴眼液)4次/日,可乐必妥4次/日。

2. 复诊记录 术后第2天复诊,患者诉流泪、异物感明显,检查可见双眼绷带镜在位,角膜上皮未完全修复,轻度水肿。术后第5天复诊,未诉不适,双眼视力0.8,结膜轻微充血，绷带镜下可见大量白色颗粒状沉淀物附着，中央角膜上皮基本修复，前节 OCT 检查可见沉淀物处角膜上皮似有水肿，取出绷带镜后，可见镜片内侧及角膜上均有部分白色沉淀物，且与角膜上皮黏附，遂更换普通软性角膜接触镜（强生欧舒适），继续局部用药，并密切随访观察（病例 23 图 1、病例 23 图 2）。

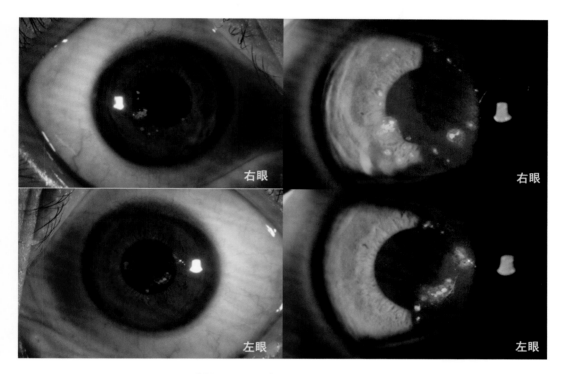

病例 23 图 1 术后 5 天眼前段照相

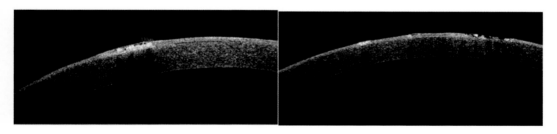

病例 23 图 2 术后 5 天眼前节 OCT

持续观察 1 周后，可见镜片下仍有沉淀物，角膜上皮完整，遂取出接触镜，右眼角膜颞下方可见少量白色沉淀物黏附，余处透明，左眼角膜透明（病例 23 图 3、病例 23 图 4），给予 0.1% 氟米龙滴眼液点眼，每日 4 次。术后 1 个月复诊，双眼视力 1.0，角膜透明。

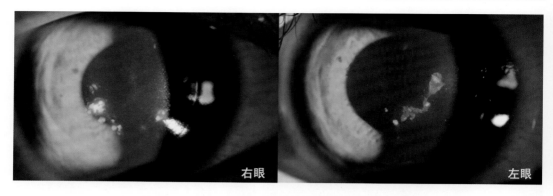

病例23 图3　术后2周眼前段照相(取出接触镜前)

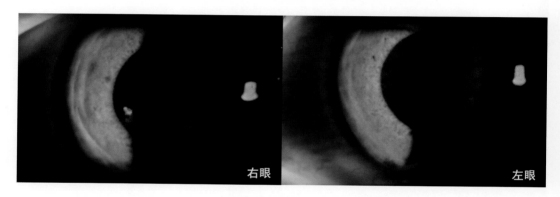

病例23 图4　术后2周眼前段照相(取出接触镜后)

三、病例分析

　　治疗用绷带镜是用于保护眼表、辅助治疗角膜及眼表疾病的一种软性接触镜,其具有透氧性高、抗沉淀性能良好以及配戴舒适等特点。目前,临床常用的绷带镜均采用高透氧性硅水凝胶材料制成,可减少因缺氧而引起的角膜水肿、角膜新生血管、结膜充血与炎性反应等并发症。

　　对于表层准分子激光手术而言,术后使用绷带镜可保护角膜创面,保证角膜上皮细胞稳定增生、移行和黏附,有助于角膜上皮修复。但是当泪液中的蛋白质、脂质和代谢下来的细胞碎片沉淀在镜片表面沉积后,会形成镜片下的沉淀物,从而影响镜片的功效及角膜的正常愈合。

　　该患者术后绷带镜下出现沉淀物的原因可能有:①Epi－LASIK术后眼部的修复反应及免疫反应使泪液中的蛋白质成分增加,患者术后因眼部刺激反应闭眼时间较长、瞬目不良等因素,使泪液中变性的蛋白质堆积在镜片的表面形成蛋白沉淀;②该患者术后使用的绷带镜属于离子型镜片,具有含水量较高和镜片材料带负电荷的特点,可能较易形成蛋白质包括溶菌酶(带正电荷)的沉淀以及脂质的沉淀,脂质沉淀会破坏镜片的亲水性能,一定程度上影响了表层准分子激光术后镜片下的泪液循环、上皮的代谢功能,甚至引起角膜上皮的水肿。

处理：若上皮未修复，需要及时更换镜片，待角膜上皮愈合后及时取出，同时使用抗生素、激素滴眼液减轻炎症反应，密切随访观察。

病例 24　飞秒 LASIK 术后双眼腺病毒感染

一、病例介绍

患者男性，19 岁，左眼红伴分泌物增多 2 天。半个月前在我院行双眼飞秒 LASIK 术后。否认全身疾病史。否认眼部外伤及全身外伤史。否认过敏史。

二、诊疗过程

2017 年 9 月 5 日复诊（飞秒 LASIK 术后 15 天），双眼视力 1.0，眼压：右眼 12mmHg、左眼 14mmHg。左眼眼睑水肿，结膜混合充血、水肿，伴水样分泌物，角膜瓣对位良好，角膜透明（病例 24 图 1），给予妥布霉素地塞米松滴眼液 6 次/日，加替沙星眼用凝胶 3 次/日点眼治疗。

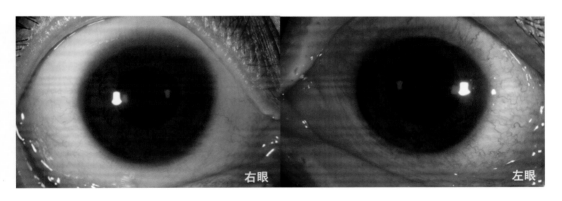

病例 24 图 1　术后 15 天眼前段照相检查情况

治疗 3 天后复诊，患者诉右眼眼红、眼痛 1 天，左眼症状未缓解，双眼畏光加重。检查见：双眼视力：右眼 0.6，左眼 0.6；眼压：右眼 10.4mmHg，左眼 16.3mmHg；双眼眼睑肿胀，结膜混合充血、水肿，睑结膜乳头增生，可见出血点，双眼角膜透明（病例 24 图 2）。处理：给予更昔洛韦眼用凝胶 4 次/日，0.1% 氟米龙滴眼液 4 次/日，左氧氟沙星滴眼液 6 次/日治疗，随诊观察。

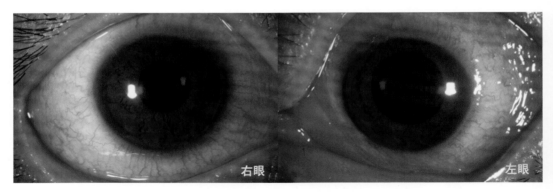

病例 24 图 2　抗生素治疗 3 天后眼前段照相检查情况

再次用药 3 天后复诊,患者自觉症状好转,检查:双眼视力:右眼 0.8⁺,左眼 0.6⁺;眼压:右眼 12mmHg,左眼 16mmHg,余检查大致同前。双眼眼睑无水肿,结膜充血明显减轻,角膜透明(病例 24 图 3),继续当前治疗。

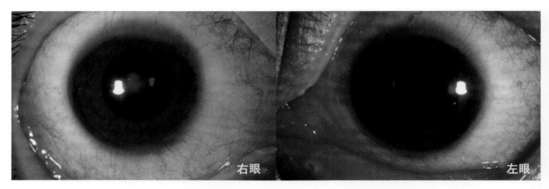

病例 24 图 3　再次用药 3 天后眼前段照相检查情况

2017 年 9 月 15 日复诊,患者自觉左眼视力下降,眼科检查见:右眼视力 0.8⁺,左眼视力 0.8;眼压:右眼 12mmHg,左眼 15mmHg,双眼结膜轻度充血,双眼角膜透明,左眼隐约可见角膜点状浸润(病例 24 图 4)。

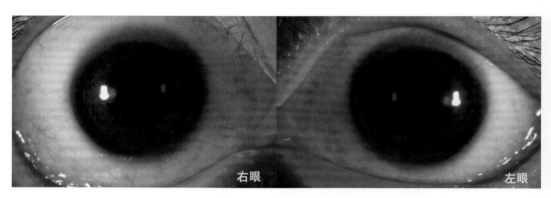

病例 24 图 4　2017 年 9 月 15 日复诊眼前段照相检查情况

用药 2 周后患者复诊，无明显不适，双眼视力 1.0，眼压：右眼 11mmHg，左眼 13mmHg，结膜充血消退，角膜透明（病例 24 图 5）。0.1% 氟米龙滴眼液逐渐减量至停药，后随诊观察半年无异常。

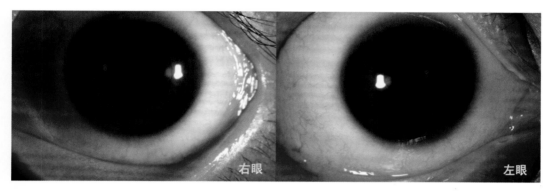

病例 24 图 5　用药 2 周后双眼炎症反应消退

三、病例分析

病毒性结膜炎是一种常见的眼部感染性疾病，通常具有自限性。其中由腺病毒引起的角结膜炎症是一种强传染性的接触性疾病，潜伏期 5～7 天，通常起病急、症状重，疾病早期常一眼发病，数天后对侧眼受累。急性期常表现为眼睑水肿、结膜充血水肿，严重者在 48 小时内出现结膜下出血、伪膜，发病数天后角膜可出现上皮损害。该患者在飞秒 LASIK 手术后半个月出现腺病毒性感染的典型症状，需要注意因病毒引起的角膜上皮浸润加重，以免影响视力，通过积极的抗病毒、抗生素及激素滴眼液的治疗，最终恢复状况良好。

病例 25　飞秒 LASIK 术后角膜上皮糜烂

一、病例介绍

患者女性，46 岁，左眼疼痛、异物感 3 天。患者 2 个月前因双眼近视在我院行飞秒激光辅助的 LASIK 手术，术后左眼自觉经常异物感伴轻度视物模糊，遵医嘱常规用药至术后 1 个月。3 天前左眼被树叶划伤后眼疼痛、异物感，未治疗，自觉症状加重，遂来院就诊。中学时期左眼曾进异物，揉眼后出现眼红、眼痛等症状反复就医，具体治疗不详。否认全身疾病史。否认眼部疾病史。否认瘢痕体质。

二、诊疗过程

1. 眼专科检查（病例 25 表 1、病例 25 图 1）。

2. 诊断

（1）复发性角膜上皮糜烂（左）。

(2)FS – LASIK 术后(双)。

病例 25 表 1　眼专科检查结果

检查	右眼(OD)	左眼(OS)
远视力	1.0	0.4
眼压	9mmHg	8mmHg
结膜	无充血	轻度充血
角膜	透明	角膜中央偏下上皮糜烂、灰白色水肿,约2mm×3mm
前房	深度正常,房水清	深度正常,房水清
瞳孔	圆,光反射灵敏	圆,光反射灵敏
晶状体	透明	透明
眼底	未见异常	未见异常

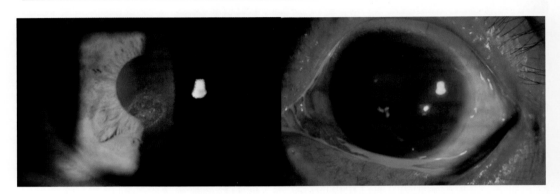

病例 25 图 1　左眼角膜中央区上皮糜烂,角膜荧光染色中央区上皮着染

3. 治疗经过

(1)根据患者病史及检查,诊断明确。处理:左眼佩戴角膜接触镜,给予左氧氟沙星滴眼液、小牛血去蛋白提取物滴眼液点左眼 4 次/日,嘱患者次日复诊。

(2)用药第 2 日复诊,左眼视力 0.3,中央区角膜上皮灰白色水肿,内皮出现免疫环,角膜后少许尘状 KP,前房适中,房水闪辉(++),瞳孔圆,光反射正常(病例 25 图2)。给予0.1%氟米龙滴眼液 6 次/日,复方托吡卡胺滴眼液每晚一次点左眼,其余用药同前,3 日后复诊。

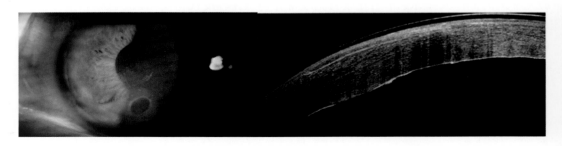

病例 25 图 2　左眼中央区角膜上皮灰白色水肿,可见内皮免疫环,角膜后 KP

（3）治疗4天后复诊，左眼角膜中央区上皮部分愈合，水肿减轻，后弹力层少许皱褶，前房适中，房水清，瞳孔药物性散大（病例25 图3A）。停用0.1%氟米龙滴眼液，给予0.1%醋酸泼尼松龙滴眼液点眼6次／日，余治疗同前，3日复诊，视力0.4，左眼角膜上皮基本修复（病例25 图3B）。

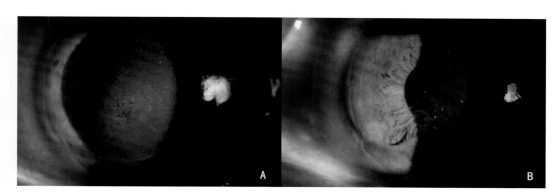

病例25 图3　用药4天及1周角膜恢复情况

（5）治疗10天后复诊，患者诉左眼视物模糊好转，左眼检查：视力0.5（术前矫正视力0.6），眼压11mmHg，角膜上皮愈合、水肿消退（病例25 图4）。取出角膜接触镜后调整用药，给予0.1%氟米龙滴眼液点眼4次／日，每10天减量1次至停药。随访观察3个月，角膜无异常。

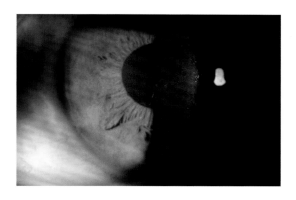

病例25 图4　治疗10天后左眼角膜上皮愈合，恢复透明

三、病例分析

复发性角膜上皮糜烂是指因角膜外伤或前部角膜营养不良导致角膜上皮基底膜的复合物（半桥粒体）缺失或异常，从而引发角膜上皮反复发生脱落等临床症状。通常分为两型：1型仅有上皮缺损和基底膜损害；2型损伤累及前弹力层或基质层。常见的临床表现是眼部发作性疼痛，常于清晨发生，同时伴有畏光、流泪、眼疼、视物模糊等，裂隙灯检

查可见角膜上有一片局限性上皮粗糙、水肿或上皮缺损区域。这种缺损数日内可愈合，但有严重者可能会引起角膜溃疡。常于愈后数周或数月，在糜烂处的上皮细胞处，由于上皮不牢固或局部有突起的情况，在揉眼或猛然睁眼时上皮掉落，导致复发。常见的原因有机械性刺激、频繁滴眼、紫外线刺激、感染（细菌、病毒）、其他（如睑板腺功能障碍）等。对于复发性角膜上皮糜烂的治疗措施多为保守治疗，如佩戴角膜接触镜、激素治疗、上皮修复剂等，对于反复发作者可在合适的时机行准分子激光治疗性角膜切削术（excimer laser phototherapeutic keratectomy，PTK）治疗，近年采取的 PTK 治疗反复上皮糜烂的患者疗效是满意的。对于部分合并感染、睑板腺功能障碍的患者建议一并治疗[1~3]。

对于本例患者而言，经追问病史得知，其在中学时就有因揉眼致异物感、流泪就医的病史，且此次复发有典型的眼部外伤史，伤后有明显的眼痛症状，裂隙灯检查可见典型的上皮糜烂缺损。对于本例患者，佩戴角膜接触镜、激素治疗及上皮修复剂治疗有效，治愈后仍需对患者进行定期随访。

参 考 文 献

[1] Nishida T, Saika S, Morishige N. Cornea and Sclera：Anatomy and Physiology. In：Cornea － Fundamentals，diagnosis and management. Mannis MJ, Holland EJ[J]. China：Elsevier Inc, 2017：1 － 22.

[2] Lin SR, Aldave AJ, Chodosh J. Recurrent corneal erosion syndrome[J]. Br J Ophthalmol, 2019, 103（9）：1204 － 1208.

[3] Miller DD, Hasan SA, Simmons NL, et al. Recurrent corneal erosion：a comprehensive review[J]. Clin Ophthalmol, 2019, 11（13）：325 － 335.

病例 26　Epi － LASIK 术后角膜上皮延迟愈合

一、病例介绍

患者男性，30 岁，双眼近视激光术后异物感 1 周。患者 1 周前因双眼近视在我院行 Epi － LASIK 手术，术中顺利，术后自觉视力无改善，伴异物感且逐渐加重。否认全身疾病史。否认眼部及全身外伤史。否认过敏史。否认瘢痕体质。

二、诊疗过程

1. 术前眼专科检查（病例 26 表 1）。

病例 26 表 1　术前眼专科检查结果

检查	右眼（OD）	左眼（OS）
远视力	0.25	0.25
眼压	10mmHg	8mmHg
眼前节	未见异常	未见异常
综合验光	$-1.00DS/-0.25DC\times10°=1.0$	$-1.00DS=1.0$
角膜厚度	474μm	480μm
BUT	5.35S	4.78S
眼底	未见异常	未见异常

2. 术后复诊情况及处理

（1）眼部检查：术后 1 周复诊，患者拒绝检查视力，裂隙灯下见双眼结膜轻度充血，角膜接触镜在位，右眼角膜上皮中央区、左眼角膜中央偏鼻下方均可见约 2mm×2mm 缺损，缺损边缘上皮灰白色水肿，基质尚透明，余未见异常（病例 26 图 1、病例 26 图 2）。

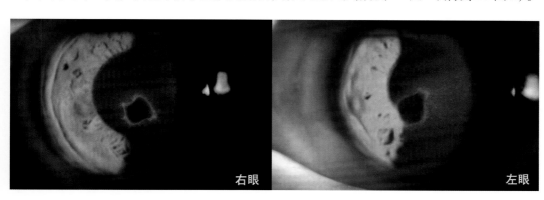

病例 26 图 1　双眼角膜中央区上皮缺损约 2mm×2mm

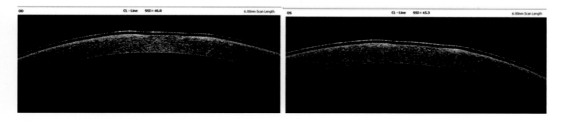

病例 26 图 2　双眼前节 OCT 示角膜上皮缺损

（2）诊断：Epi－LASIK 术后（双）角膜上皮延迟愈合（双）。

（3）治疗经过：与患者沟通后，在表麻下行双眼角膜上皮清创刮除术，术毕配戴角膜接触镜，给予左氧氟沙星滴眼液、玻璃酸钠滴眼液、0.1% 氟米龙滴眼液点双眼各 4 次／日，用药 5 天后复诊，检查见双眼角膜中央区上皮仍缺损约 2mm×3mm（病例 26 图 3），给予小牛血去蛋白提取物眼用凝胶涂双眼，其余用药同前。

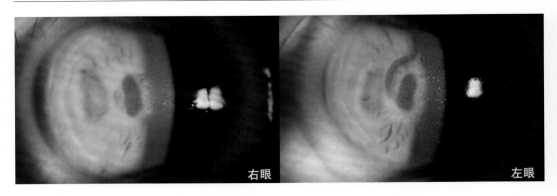

病例 26 图 3　双眼角膜中央区上皮缺损约 2mm×3mm

用药 2 周后复诊：视力：右眼 0.5，左眼 0.4；眼压：右眼 10mmHg，左眼 9mmHg；双眼角膜接触镜在位，中央区角膜上皮灰白色水肿混浊，缺损痕迹同前（病例 26 图 4），但 OCT 检查示角膜上皮已跨过之前未愈合的上皮嵴并愈合（病例 26 图 5），遂取出角膜接触镜，治疗方案同前。

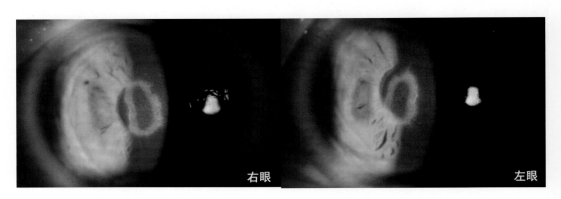

病例 26 图 4　刮出上皮后治疗 2 周，双眼角膜中央区上皮灰白色混浊

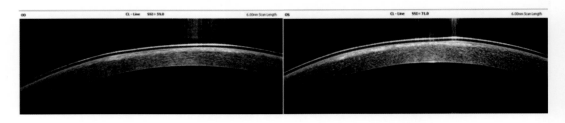

病例 26 图 5　双眼 OCT 检查可见双眼中央区上皮愈合

取出角膜接触镜后 1 周复诊：双眼视力 1.0，眼压 8mmHg，角膜中央区上皮灰白色混浊，可见愈合缝（病例 26 图 6）。改用 0.1% 醋酸泼尼松龙滴眼液 6 次/日点眼，每 5 日递减。之后患者未按医嘱用药，自行停药。于术后 3 个月时复诊，双眼视力 1.0，眼压右

眼 10mmHg、左眼 9mmHg，双眼角膜中央区可见轻度 Haze（病例 26 图 7），嘱患者 0.1%
氟米龙滴眼液点眼 4 次／日，患者未取药，之后未再复诊，电话随诊未诉不适。

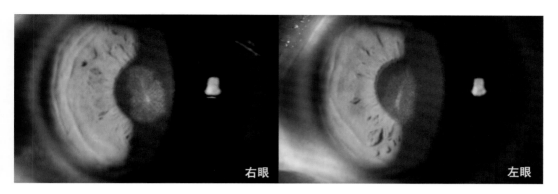

病例 26 图 6　双眼角膜中央区灰白色混浊，可见上皮愈合缝

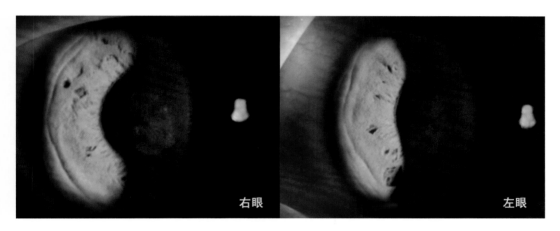

病例 26 图 7　术后 3 个月，双眼角膜上皮完整，中央区轻度 Haze

三、病例分析

角膜上皮受损后基底细胞负责重组细胞之间的连接，通过基膜蛋白和基膜重建的合
成及对各种类型细胞连接的重组，对角膜上皮进行连续性重建，其中角膜缘的基底细胞
比中央角膜有更高的有丝分裂潜能。完整的角膜上皮愈合需要四个阶段：①细胞移行，
遮盖缺损区；②细胞有丝分裂恢复角膜厚度；③细胞与基膜黏附；④重建正常结构。同
时，完成以上结构的重建需要四个因素：①正常的基膜；②充分的维生素 A；③正常的泪
膜；④完整的感觉神经支配[1, 2]。

持续性角膜上皮缺损通常指缺损区应用常规治疗方法治疗无效，且持续 2 周以上不
愈合，多因新生角膜上皮与基膜黏附困难导致。研究指出，角膜上皮基底细胞表达角蛋
白 3/12，动物实验中若剔除角蛋白 12，则角膜上皮柔嫩易碎，而角膜上皮基膜营养不良
的角蛋白 12 也是缺失的，因此上皮极易受损且愈合缓慢。

常见的治疗方案包括：人工泪液或含有上皮生长因子的滴眼液、自体血清等局部点眼治疗，同时配戴治疗性角膜接触镜。若上皮修复停滞或长时间不愈合，可考虑上皮清创术 PTK 手术或羊膜移植术等促进角膜上皮修复。

该患者 Epi – LASIK 术后角膜上皮持续不愈合，在刮除了不健康的角膜上皮组织后，仍持续了较长时间的不愈合，分析原因可能包括：①患者个人体质、生活习惯等影响角膜伤口愈合（经询问，该患者每日吸烟 2 包，且因工作原因长期熬夜）；②角膜上皮基膜营养不良（不典型）；③准分子激光切削引起的神经营养性角膜上皮愈合延迟；④术后药物因素影响角膜上皮修复；⑤角膜上皮再生抑制（坏死上皮抑制）；⑥负压环吸引导致角膜缘干细胞暂时性损伤等。为避免此类情况的发生，术前筛查时需要排除影响角膜伤口愈合的因素，如泪液功能异常及显著的干眼症，同时术中轻柔操作，避免不必要的损伤。若上皮持久不愈合，及时调整用药，促进上皮修复，必要时可考虑及时刮除上皮重新生长或行 PTK 激光治疗。

参 考 文 献

[1] Nishida T, Saika S, Morishige N. Cornea and Sclera：Anatomy and Physiology. In：Cornea – Fundamentals，diagnosis and management[J]. Mannis MJ，Holland EJ. China：Elsevier Inc，2017：1 – 22.

[2] O'Brart DPS：LASEK 手术并发症. 见：屈光手术并发症的处理[M]. 李耀宇，主译. 北京：人民军医出版社，2010：173 – 182.

病例 27 陈旧性眼外伤行飞秒 LASIK 术后房水渗漏

一、病例介绍

患者男性，28 岁，要求行双眼近视激光手术。患者双眼近视 7 年，戴镜矫正，自诉戴镜后疲劳、眼胀，希望手术摘掉眼镜。右眼 4 年前在打球时不慎被手指戳伤，受伤后流泪、异物感数天，但未就诊治疗。否认全身疾病史及过敏史。否认瘢痕体质。

二、诊疗过程

1. 术前眼专科检查（病例 27 表 1）

2. 屈光检查（病例 27 表 2、病例 27 图 1）

病例 27 表 1　术前眼专科检查结果

检查	右眼（OD）	左眼（OS）
外眼	未见异常	未见异常
结膜	约1点钟位球结膜瘢痕	无充血
角膜	约1点钟位可见角膜白斑，伴新生血管长入，虹膜与白斑处粘连	透明
前房	深浅不一	深度正常，房水清
虹膜	鼻上方虹膜前粘连	纹理清晰，色泽正常
瞳孔	瞳孔不圆，鼻上方移位	圆，光反射灵敏
晶状体	周边点状混浊	周边点状混浊
眼底	未见异常	未见异常

病例 27 表 2　屈光检查

检查	右眼（OD）	左眼（OS）
远视力	0.1	0.12主导眼
眼压	13mmHg	15mmHg
综合验光	$-6.00DS/-0.75DC\times50°=0.8$	$-3.00DS/-0.50DC\times65°=1.0$
角膜厚度	519μm	524μm
轴长	27.39mm	25.94mm
角膜曲率（Pentacam）	K1:40.7D@90.2°	K1:40.4D@77.9°
	K2:44.0D@0.2°	K2:43.8D@167.9°

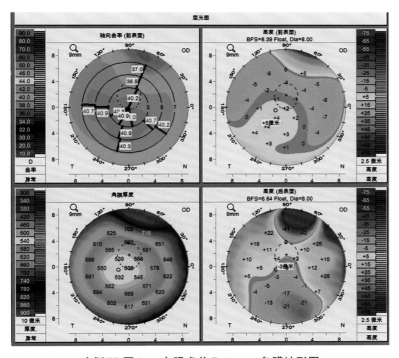

病例 27 图 1a　右眼术前 Pentacam 角膜地形图

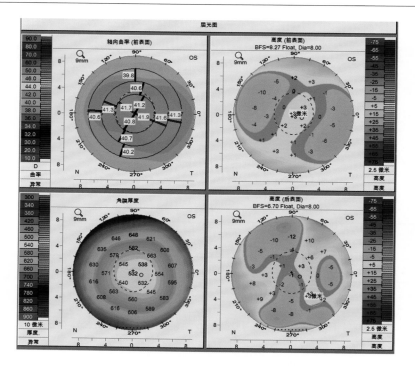

病例 27 图 1b　左眼术前 Pentacam 角膜地形图

3. 初步诊断

（1）屈光不正（双眼）。

（2）角膜瘢痕（右眼）。

（3）虹膜前粘连（右眼）。

（4）陈旧性眼外伤（右眼）。

（5）屈光参差。

4. 处理意见　根据检查结果，因右眼陈旧性眼外伤导致角膜瘢痕，建议：①首选验配 RGP；②继续配戴框架眼镜；③准分子激光角膜屈光手术。患者要求行手术治疗，充分与患者沟通后签署手术知情同意书，于 2016 年 10 月 7 日行双眼飞秒激光辅助的 LASIK 手术，术中使用 Intralase 飞秒激制作厚度 100μm、蒂位于上方的角膜瓣，轻柔掀开角膜瓣，采用阿玛仕 500Hz 准分子激光仪进行准分子激光切削，根据术前测定的静态眼球旋转数值 SCC 进行术中定位，激光进程约 80% 时，发现角膜瘢痕处似有房水渗漏，切削完毕后仔细复位角膜瓣，右眼配戴角膜接触镜。

5. 复诊记录

（1）术后第 2 天复诊，诉右眼疼痛、视物模糊，查体见右眼结膜充血（＋），角膜瓣对位好，角膜后弹力层皱褶，下方瓣边缘处灰白色水肿，前房浅，房水清。OCT 检查显示角膜瘢痕处瓣层间积液，遂给予妥布霉素地塞米松眼膏加压后包眼（病例 27 图 2、病例 27 图 3）。次日复诊，右眼角膜雾状水肿，继续给予妥布霉素地塞米松眼膏包眼治疗，同时给予 50% 葡萄糖注射液 60ml、维生素 C 2g、地塞米松 10mg 静脉注射，连续三天同此治疗方案，每日检查角膜情况。

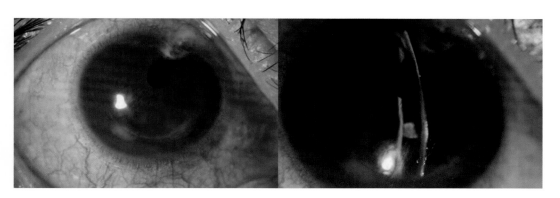

病例 27 图 2　右眼术后第 2 天

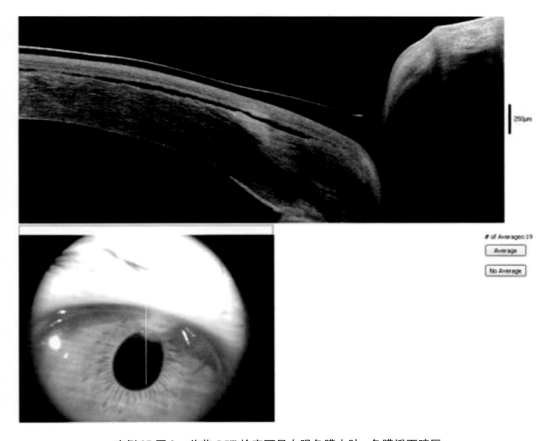

病例 27 图 3　前节 OCT 检查可见右眼角膜水肿，角膜瓣下暗区

（2）术后 1 周复诊，右眼异物感减轻，检查：视力右眼 0.3、左眼 1.0，双眼眼压 8.7mmHg，角膜中央区可见横形条状上皮水肿，余透明，前房较前加深，OCT 示层间积液吸收。更换角膜绷带镜，给予妥布霉素地塞米松滴眼液点右眼 4 次/日；0.3% 玻璃酸

钠滴眼液 4 次/日，3 日后复诊（病例 27 图 4、病例 27 图 5）。

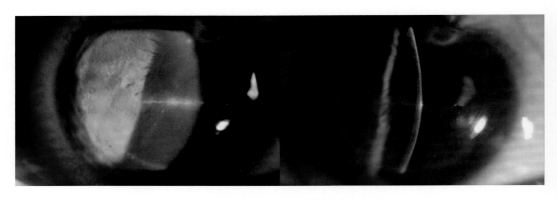

病例 27 图 4　前节检查见角膜中央区可见横形条状上皮水肿，余透明

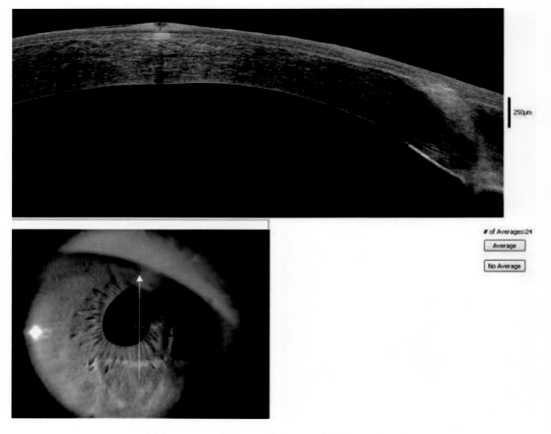

病例 27 图 5　前节 OCT 检查见角膜瓣层间积液消失

（3）术后 2 周复诊，右眼视力 0.6，眼压 12.8mmHg，角膜水肿消退、透明（病例 27 图 6、病例 27 图 7）。取出绷带镜，给予 0.1% 氟米龙滴眼液点右眼 4 次/日，逐周递减。术后 1 个月复诊，右眼视力 0.8，眼压 9mmHg，角膜中央区透明，眼部情况稳定。

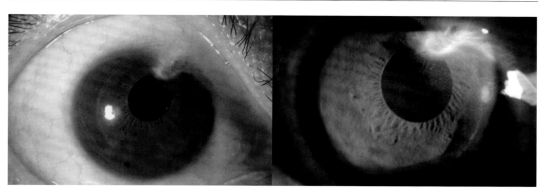

病例 27 图 6　右眼角膜中央区透明，瘢痕同术前

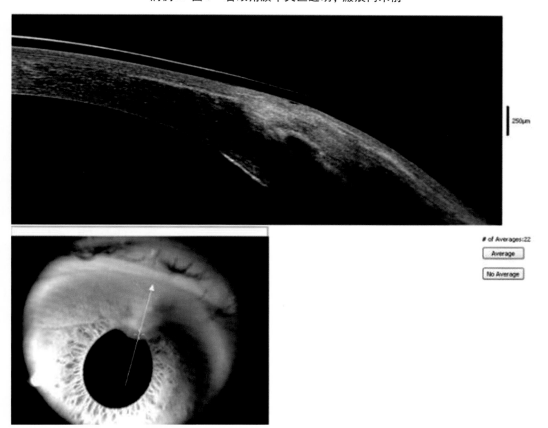

病例 27 图 7　前节 OCT 检查见右眼隐形眼镜在位，角膜中央区透明，鼻上方角膜瘢痕同术前检查

三、病例分析

　　根据该患者病史及检查结果，给予的临床建议是继续配戴框架眼镜或验配 RGP，但患者因存在屈光参差、戴镜不适仍选择了手术治疗。本例患者存在陈旧性眼外伤病史，角膜瘢痕密度较高，虹膜前粘连，但未窥及虹膜嵌顿的情况，加之选择了板层角膜屈光手术，在术中掀开角膜瓣后出现房水渗漏。虽然经过术后积极治疗未造成严重的术后并

发症，但是通过该病例提示我们，针对眼外伤特别是眼球穿通伤的患者，原则上避免行角膜屈光手术，若选择手术，在术前有必要行 UBM 及 OCT 检查探及眼内情况，同时需要注意手术方式的选择，最大程度降低手术风险。

病例 28　颗粒状角膜营养不良患者 LASIK 术后角膜混浊加重

一、病例介绍

患者于某，女，33 岁。因"双眼近视术后 11 年，视力逐渐下降，加重 1 年"于 2018 年 9 月 3 日来我院就诊。患者曾因双眼近视于 2007 年 8 月 19 日在我院就诊，诊断为双眼"屈光不正；角膜营养不良"，检查后行准分子激光原位角膜磨镶手术，术后未复诊。8 年前又因右眼视力下降在当地眼科医院就诊，诊断为"双眼颗粒状角膜营养不良"，未治疗。既往体健，否认全身病史。否认眼部外伤史。否认瘢痕体质。

二、诊疗过程

1. 第一次就诊检查结果及手术参数（病例 28 表 1、病例 28 表 2）

病例 28 表 1　术前眼专科检查结果

检查	右眼（OD）	左眼（OS）
远视力	0.12	0.12
眼压	15mmHg	15mmHg
综合验光	$-2.50DS/-0.50DC \times 45° = 1.2$	$-2.25DS/-1.00DC \times 130° = 1.0$
A 超厚度	528μm	528μm
眼前节检查	角膜基质可见少许雪花状混浊	同右眼
眼底	未见异常	鼻上方视网膜变性伴裂孔
角膜曲率（Orbscan）	K1:43.4D@140°	K1:44.1D@49°
	K2:42.4D@50°	K2:42.4D@5139°

病例 28 表 2　手术治疗参数

检查	右眼（OD）	左眼（OS）
激光治疗参数	$-2.75DS/-0.50DC \times 45°$	$-2.75DS/-0.50DC \times 45°$
预计瓣厚	160μm	160μm
切削深度	59μm	59μm
切削区	6.5mm	6.5mm
预留基质床厚度	309μm	309μm

3. 复诊记录　眼部检查：右眼视力 FC/30cm，左眼视力 0.1，验光及眼压测不出，指压测量正常。裂隙灯下可见双眼角膜中央呈面包屑样、白色颗粒状混浊，右眼混浊度较左眼显著，呈毛玻璃样，角膜瓣区域外角膜透明(病例 28 图 1)。前节 OCT 检查显示颗粒状混浊聚集于角膜瓣层间，角膜基质层混浊从中央到周边深度右眼 92 ~ 184μm，左眼 56 ~ 150μm(病例 28 图 2)。

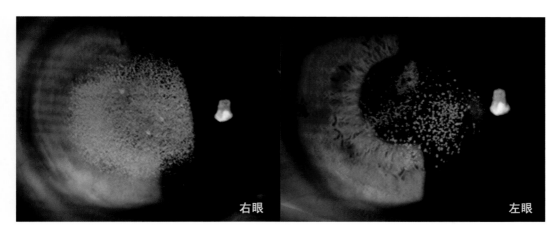

病例 28 图 1　双眼前节照相，角膜层间白色颗粒状混浊，角膜瓣外角膜透明

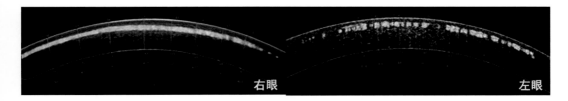

病例 28 图 2　双眼前节 OCT 检查，混浊区聚集于角膜瓣层间

三、病例分析

颗粒状角膜营养不良为常染色体显性遗传，研究证实与 5q31 染色体 TGFBI 基因突变有关，其中 GCD Ⅱ型又称 Avellino 角膜营养不良，其疾病的特点是年龄依赖性角膜上皮和基质蛋白质沉积的积累，伴角膜透明度的进行性破坏。通常在 10 ~ 20 岁发病，早期常无自觉症状，裂隙灯检查可见角膜浅基质层细小白色点状混浊，呈面包屑样，角膜周边部透明，多不影响视力，出现症状对症治疗，通常病程进展缓慢。晚期可见角膜呈毛玻璃状混浊，多出现视力障碍，非病变区角膜仍透明。

表层准分子激光手术及 LASIK 手术均会加重 GCD Ⅱ型的角膜混浊，以往的研究发现[1, 2]，伴有屈光不正的 GCD 患者行 LASIK 术后复发的患者，视力通常要明显低于术前，而且角膜混浊程度也较术前更为严重，电镜下可见角膜瓣层间大量的颗粒状沉积物。其发生机制可能是 LASIK 术后角膜成纤维细胞(TGFBIp)产生增加，导致颗粒状物质在角膜沉积的加速，加重了 GCD 症状。

此前的研究显示，GCD 患者行 LASIK 术后病情复发的时间在 1 ~ 10 余年不等[1 ~ 3]，本例患者在 10 余年前行术前检查时便有角膜混浊的表现，但是因检查方法及经验的限制未进行分型，行 LASIK 手术后 3 年出现病情复发，且逐年加重。可见术前对角膜营养不良患者的分型极为重要，若确定为 GCD Ⅱ型应避免行任何方式的激光角膜屈光手术。若病情较重影响视功能，可根据手术适应证选择 PTK 或者角膜移植手术进行治疗。

参 考 文 献

［1］Chao - Shern C, Me R, DeDionisio LA, et al. Post - LASIK exacerbation of granular corneal dystrophy type 2 in members of a chinese family[J]. Eye, 2018, 32(1): 39 - 43.

［2］张小艳，侯文博，张丰菊，等. 颗粒状角膜营养不良患者准分子激光原位角膜磨镶术后角膜混浊加重一例[J]. 中华眼科杂志, 2018, 47(8): 754 - 755.

［3］Lee WB, Himmel KS, Hamilton SM, et al. Excimer laser exacerbation of Avellino corneal dystrophy[J]. J Cataract Refract Surgery, 2007, 33(1): 133 - 138.

病例 29   飞秒激光制瓣的 LASIK 术后高眼压引发角膜瓣下层间积液

一、病例介绍

患者男性，22 岁，因"右眼飞秒激光制瓣的 LASIK 术后视物模糊 2 天"于 2011 年 11 月 23 日来我院就诊。患者因 3 个月前双眼近视于我院行飞秒激光制瓣的 LASIK 手术，术后常规用药。否认全身疾病史。否认眼部外伤及全身外伤史。否认过敏史。

二、诊疗过程

1. 术前眼科检查（病例 29 表 1）

病例 29 表 1   术前眼科检查结果

检查	右眼（OD）	左眼（OS）
远视力	0.02	0.02
眼压	16mmHg	16.3mmHg
综合验光	－ 8.00DS = 1.0	－ 7.50DS = 1.0
眼前节检查	前节（－）	同右眼
眼底	视盘界清、色红润，动静脉走形正常，视网膜豹纹状改变，余未见明显异常	同右眼
角膜地形图（Pentacam）	角膜形态正常	同右眼
OCT 角膜厚度	538μm	541μm

2. 治疗经过

（1）完善相关检查后行双眼飞秒激光制瓣的 LASIK 手术。术中飞秒激光参数：瓣厚 100μm，瓣直径 8.0mm，能量 0.7μJ，瓣蒂位于上方，边切角 70°，成功掀瓣后进行激光切削。术后给予 0.5% 可乐必妥滴眼液 4 次/日，共 1 周；0.1% 氟米龙滴眼液 4 次/日，共 4 周，逐周递减 1 次至停药。

（2）术后 1 周复诊无不适，双眼视力 1.0，眼压均为 8mmHg，余检查未见异常，药物逐渐减量；1 个半月后复诊视力 1.0，眼压右眼 14.3mmHg、左眼 8.9mmHg，余检查无异常，双眼眼压差值略高，建议随访观察。

（3）术后 3 个月复诊，主诉右眼视力明显下降 2 天，眼部检查：右眼视力 0.3⁻，电脑验光 −6.00DS/−0.75DC×100°，矫正无助，眼压 30.7mmHg；左眼视力 1.0，眼压 22.1mmHg；双眼结膜无充血，双眼角膜轻度混浊水肿，双眼前房适中，房水清，瞳孔圆，光反射正常，余检查未见明显异常。通过前节 OCT 检查显示右眼角膜瓣下层间积液（病例 29 图 1）；角膜地形图检查显示右眼角膜呈不规则散光（病例 29 图 2），视野及 OCT 检查均未发现异常。临床诊断：LASIK 术后高眼压（右）、角膜瓣下层间积液（右）、LASIK 术后（双）。给予 0.5% 马来酸噻吗洛尔滴眼液 2 次/日，尼目克司（醋甲唑胺片）25mg，2 次/日，3 日复诊。

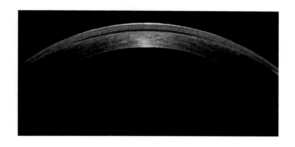

病例 29 图 1　右眼角膜瓣下层间积液

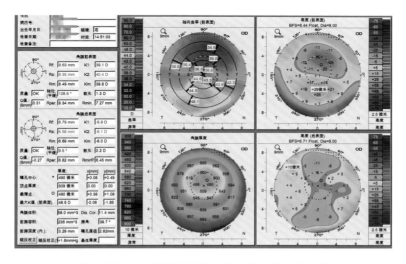

病例 29 图 2　角膜地形图检查示右眼角膜不规则散光

（4）用药 3 日后复诊，未诉明显不适，眼压：右眼 27.9mmHg，左眼 18mmHg，加用阿法根 2 次/日，余药同前；调整用药方案 2 日后复诊，主诉无不适，检查：视力双眼 1.0，眼压：右眼 11.6mmHg，左眼 10.3mmHg，前节 OCT 检查示右眼层间积液吸收（病例 29 图 3），角膜形态大致正常（病例 29 图 4），后患者带药参军，资料失访。

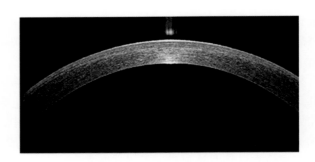

病例 29 图 3　用药后右眼角膜瓣下层间积液吸收

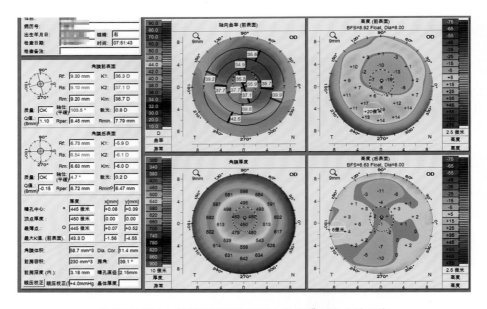

病例 29 图 4　角膜地形图检查示右眼角膜形态大致正常

三、病例分析

飞秒激光制瓣的 LASIK 术后发生高眼压可能是因为患者术前本身存在潜在的高眼压状态、术后激素的应用或者是术后的愈合反应引起。本例患者术前常规检查并未发现异常，术后停用激素后半个月双眼压差即超出正常范围，之后即发生眼压升高，因此考虑该患者激素性高眼压的可能性大。LASIK 手术由于切断部分角膜神经，角膜敏感性降低，致使泪液的质和量下降，激素在眼表的停留时间增长，从而增加了药物的吸收；手术造成角膜变薄，角膜通透性增加，使得皮质类固醇激素滴眼液穿透角膜进入前房的量增加。以上因素可能是引起激素性高眼压的原因[1-2]。

由激素性高眼压引起的角膜瓣下层间积液是一种少见的并发症，眼压的上升使得房水经角膜内皮进入瓣下形成积液，层间液体会影响真实的眼压值，并引起视力的下降，角膜地形图显示角膜变陡或表面不规则，其表现容易与弥漫性板层角膜炎(diffuse lamellar keratitis，DLK)混淆[3]。DLK一般发生于术后早期，层间呈弥漫性颗粒样混浊，使用糖皮质激素可以进行治疗。层间积液则发病较晚，视力下降明显，糖皮质激素会起到相反的作用。使用前节OCT可以明确此类并发症的诊断[4]。对于确诊的病例，需要进行及时的降眼压治疗。本例患者就诊时双眼眼压均较高，通过前节OCT检查发现右眼发生了角膜瓣下层间积液，且严重影响了角膜形态，引起视力下降，通过降眼压治疗后，获得了较为满意的预后效果。

通过该病例的诊治，认识到：①飞秒激光术后早期出现高眼压或双眼眼压差值较大的患者需要及时观察与诊断，准确的治疗预后一般良好；②角膜瓣下层间积液是LASIK术后高眼压引发，对于此类并发症需要提高认识，利用前节OCT等设备及时做出诊断与合理治疗。

参 考 文 献

[1] Kim JH, Sah WJ, Hahn TW, et al. Some problems after photorefractive keratectomy[J]. J Refract Corneal Surg, 1994, 10(2): 226 - 230.

[2] Hamilton DR, Manche EE, Rich LF, et al. Steroid - induced glaucoma after laser in situ keratomileusis associated with interface fluid[J]. Ophthalmology, 2002, 109(4): 659 - 665.

[3] Lyle WA, Jin GJ. Interface fluid associated with diffuse lamellar keratitis and epithelial ingrowth after laser in situ keratomileusis[J]. J Cataract Referact Surg, 1999, 25(7): 1009 - 1012.

[4] 晏晓明. 重视准分子激光角膜屈光手术后青光眼的诊断[J]. 中华眼科杂志, 2007, 43(1): 7 - 9.

病例 30　LASIK 术后白内障行三焦点 IOL 置换术

一、病例介绍

患者男性，37岁，因"左眼逐渐视物不清半年"入院。曾因双眼近视于5年前行双眼准分子激光原位角膜磨镶术(LASIK)。否认全身疾病史。否认眼部外伤及全身外伤史。否认过敏史。

二、诊疗过程

2015年4月24日LASIK术前检查(病例30表1)，术前设计方案(病例30表2)。术后复诊至 10 个月，视力稳定在右眼 1.0$^+$，左眼 1.2，无明显屈光度。

病例 30 表 1　LASIK 术前检查结果

检查	右眼（OD）	左眼（OS）
视力	0.1（主导眼）	0.1
眼压	16mmHg	16mmHg
综合验光仪	$-5.00DS/-3.00DC \times 10° = 1.0$	$-5.25DS/-3.50DC \times 175° = 1.0$
试镜	$-5.00DS/-2.50DC \times 5° = 1.0$	$-5.00DS/-2.25DC \times 175° = 0.6$
厚度	490μm	487μm
角膜曲率	K1:42.6D@13.9°	K1:42.7D@172.6°
（pentacam）	K2:45.6D@103.9°	K2:45.7D@82.6°
轴长	26.21mm	26.21mm
前节	未见明显异常	未见明显异常
眼底	视网膜轻度豹纹状改变,余未见明显异常	视网膜轻度豹纹状改变,余未见明显异常

病例 30 表 2　LASIK 手术设计方案

检查	右眼（OD）	左眼（OS）
拟激光治疗参数	$-5.00/-2.50 \times 5°$	$-5.00/-2.25 \times 175°$
切削区	6.3mm	6.3mm
瓣厚度	100μm	100μm
切削深度	109μm	104μm
基质床厚度	281μm	283μm

　　LASIK 术后 4 年(2019 - 05 - 12)患者因"左眼强光下逐渐视物不清半年"来我院就诊。眼科检查：视力：右眼 1.0，左眼 0.8；眼压：右眼 13mmHg，左眼 12mmHg。验光：右眼 +0.25DS/-0.50DC×150°，左眼验不出。双眼角膜中央区透明，周边可见角膜瓣缘，前房深，房水清，瞳孔圆，直径约 3mm，对光反射灵敏，晶状体混浊：右眼 CtrN0P2，左眼 C1N0P3，眼底模糊可见视盘边界清、色红润，C/D 约 0.4，动静脉走形正常，视网膜呈豹纹状改变，黄斑区窥不清。眼前节照相(病例 30 图 1)，眼底照相(病例 30 图 2)。双眼黄斑 OCT 检查：双眼黄斑区视网膜各层反射均匀(病例 30 图 3)。角膜地形图检查见病例 30 图 4。

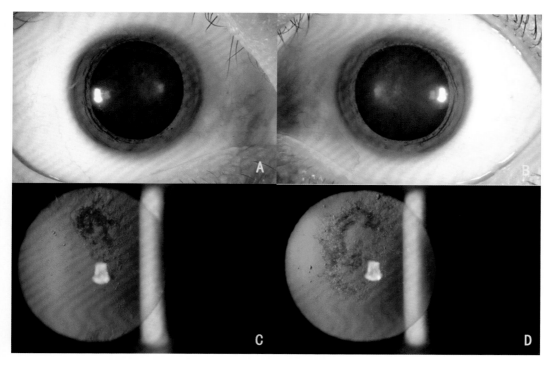

病例 30 图 1　眼前节照相: 双眼晶状体后囊下混浊(A、C 示右眼, B、D 示左眼)

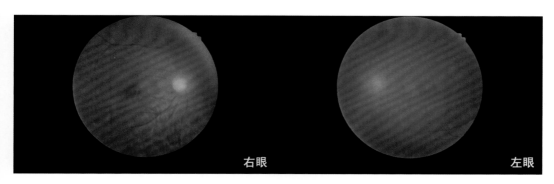

病例 30 图 2　双眼底照相

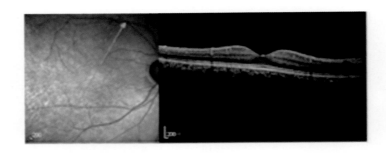

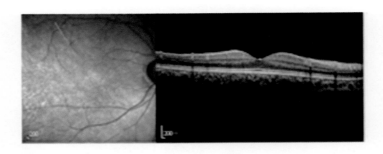

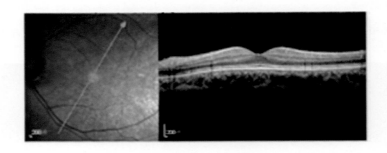

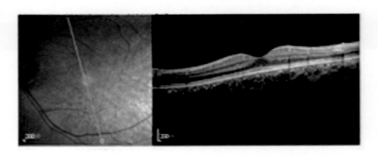

病例 30 图 3　黄斑 OCT：双眼黄斑区视网膜各层反射均匀

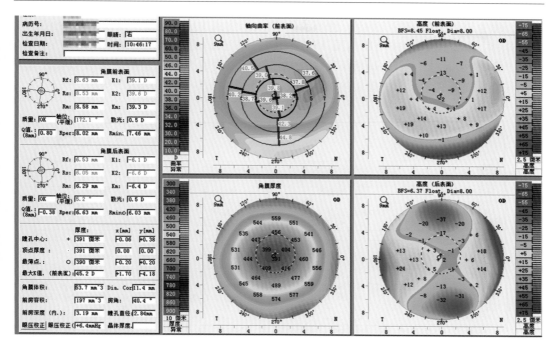

病例 30 图 4a　右眼角膜地形图检查

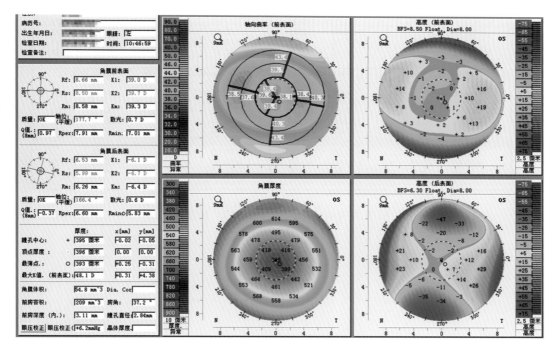

病例 30 图 4b　左眼角膜地形图检查

临床诊断：青年期白内障（双），LASIK 术后（双）。

与患者进行充分的术前沟通，患者要求植入三焦点 IOL。应用多种公式进行 IOL 度数计算（病例 30 图 5），并应用美国 ASCRS IOL 计算公式进行在线计算（病例 30 图 6），患者于 2019 年 5 月 19 日在局麻下行左眼飞秒激光辅助的白内障超声乳化吸除联合 IOL 植入联合后囊撕囊术，术中囊袋内植入 AT LISAtir 839MP + 20.0D IOL 一枚。

OD 右		IOL 计算		OS 左			
(●)				(●)			
眼睛状态							
LS: 有晶状体		VS: 玻璃体		LS: 有晶状体		VS: 玻璃体	
Ref: ---			VA: 20/20	Ref: ---			VA: 20/20
LVC: LASIK		LVC 模式: 近视		LVC: LASIK		LVC 模式: 近视	
目标屈光度 -0.25 D		SIA: +0.00 D @ 0°		目标屈光度 -0.25 D		SIA: +0.00 D @ 0°	
生物统计值							
AL: 26.14 mm	SD: 6 µm			AL: 26.10 mm	SD: 16 µm		
ACD: 3.54 mm	SD: 7 µm			ACD: 3.42 mm	SD: 5 µm		
LT: 3.92 mm	SD: 8 µm			LT: 4.09 mm	SD: 8 µm		
WTW: 12.0 mm (!)				WTW: 12.0 mm			
SE: 39.32 D	SD:0.02 D	K1: 38.93	D @ 175°	SE: 39.38 D	SD:0.01 D	K1: 39.08	D @ 5°
ΔK: -0.80 D @ 175°		K2: 39.73	D @ 85°	ΔK: -0.60 D @ 5°		K2: 39.68	D @ 95°
TSE: ---		TK1: ---		TSE: ---		TK1: ---	
ΔTK: ---		TK2: ---		ΔTK: ---		TK2: ---	

ZEISS AT LISA tri839 MP		Alcon ReSTOR SN6AD1/3		ZEISS AT LISA tri839 MP		Alcon ReSTOR SN6AD1/3	
- Haigis-L -		- Haigis-L -		- Haigis-L -		- Haigis-L -	
A0: -1.477 A1: +0.058 A2: +0.262		A0: -0.385 A1: +0.197 A2: +0.204		A0: -1.477 A1: +0.058 A2: +0.262		A0: -0.385 A1: +0.197 A2: +0.204	
IOL (D)	Ref (D)	IOL (D)	Ref (D)	IOL (D)	Ref (D)	IOL (D)	Ref (D)
+21.50	-0.82	+22.00	-1.10	+21.50	-0.81	+22.00	-1.11
+21.00	-0.45	+21.50	-0.73	+21.00	-0.45	+21.50	-0.74
+20.50	-0.10	+21.00	-0.37	+20.50	-0.09	+21.00	-0.38
+20.00	+0.26	+20.50	-0.01	+20.00	+0.27	+20.50	-0.02
+19.50	+0.61	+20.00	+0.34	+19.50	+0.62	+20.00	+0.33
+20.37	正视	+20.48	正视	+20.37	正视	+20.46	正视

AMO Tecnis ZMB00		RS57A RS57A2		AMO Tecnis ZMB00		RS57A RS57A2	
- Haigis-L -		- Haigis-L -		- Haigis-L -		- Haigis-L -	
A0: -1.013 A1: +0.199 A2: +0.242		A0: +1.948 A1: +0.400 A2: +0.100		A0: -1.013 A1: +0.199 A2: +0.242		A0: +1.948 A1: +0.400 A2: +0.100	
IOL (D)	Ref (D)	IOL (D)	Ref (D)	IOL (D)	Ref (D)	IOL (D)	Ref (D)
+22.50	-0.97	+22.50	-1.02	+22.50	-0.98	+22.50	-1.06
+22.00	-0.61	+22.00	-0.66	+22.00	-0.63	+22.00	-0.70
+21.50	-0.26	+21.50	-0.31	+21.50	-0.27	+21.50	-0.35
+21.00	+0.08	+21.00	+0.04	+21.00	+0.07	+21.00	+0.00
+20.50	+0.43	+20.50	+0.38	+20.50	+0.41	+20.50	+0.35
+21.12	正视	+21.05	正视	+21.10	正视	+21.00	正视

病例 30 图 5　双眼 IOL Master 700 检测单

IOL Calculator for Eyes with Prior Myopic LASIK/PRK
(Your data will not be saved. Please print a copy for your record.)

Please enter all data available and press "Calculate"

Doctor Name dang	Patient Name zhengfulin	Patient ID 341574
Eye OS	IOL Model 839MP	Target Ref (D) 0

Pre-LASIK/PRK Data:

Refraction*	Sph(D) -5.25	Cyl(D)* -3.5	Vertex (If empty, 12.5 mm is used)
Keratometry	K1(D) 42.7	K2(D) 45.7	

Post-LASIK/PRK Data:

Refraction*§	Sph(D) -0.25	Cyl(D)* -0.5	Vertex(If empty, 12.5 mm will be used) 12
Topography	EyeSys EffRP	Tomey ACCP Nidek#ACP/APP	Galilei TCP2
Atlas Zone value	Atlas 9000 4mm zone		Pentacam TNP_Apex_4.0 mm Zone 37.71
Atlas Ring Values	0mm 40.5	1mm 40.5	2mm 40.2 3mm 39.8
OCT (RTVue or Avanti XR) Net Corneal Power		Posterior Corneal Power	Central Corneal Thickness 487

Optical/Ultrasound Biometric Data:

Ks	K1(D) 39.18	K2(D) 39.62	Device Keratometric Index (n) ● 1.3375 ○1.332 Other
	AL(mm) 26.11	ACD(mm) 3.41	Lens Thick (mm) 4.10 WTW (mm) 12.2
Lens Constants**	A-const(SRK/T) 118.9	SF(Holladay1) 1.72	
	Haigis a0 (If empty, converted value is used) -1.477	Haigis a1 (If empty, 0.4 is used) 0.058	Haigis a2 (If empty, 0.1 is used) 0.262

*If entering "Sph(D)", you must enter a value for "Cyl(D)", even if it is zero.
§Most recent stable refraction prior to development of a cataract.
Magellan ACP or OPD-Scan III APP 3-mm manual value (personal communication Stephen D. Klyce, PhD).
**Enter any constants available; others will be calculated from those entered. If ultrasonic AL is entered, be sure to use your ultrasound lens constants. It is preferable to use optimized a0, a1, and a2 Haigis constants.

[Calculate]   [Reset Form]

IOL calculation formulas used: Double-K Holladay 1[1], Shammas-PL[2], Haigis-L[3], OCT-based[4], & Barrett True K[5]

Using ΔMR		Using no prior data	
[1]Adjusted EffRP	--	[2]Wang-Koch-Maloney	18.94 D
[2]Adjusted Atlas 9000 (4mm zone)	--	[2]Shammas	20.46 D
[1]Adjusted Atlas Ring Values	19.68 D	[3]Haigis-L	20.32 D
Masket Formula	20.01 D	[1]Galilei	--
Modified-Masket	20.60 D	[2]Potvin-Hill Pentacam	19.81 D
[1]Adjusted ACCP/ACP/APP	--	[4]OCT	--
[5]Barrett True K	20.19 D	[5]Barrett True K No History	19.92 D

Average IOL Power (All Available Formulas):　19.99 D

Min:　18.94 D

Max:　20.60 D

病例 30　图 6　左眼 IOL 检测单

术后第 1 天（2019 – 05 – 20），眼科检查：左眼远视力 0.25，电脑验光 – 0.75DS/ – 0.75DC×20°矫正 0.8，中视力 0.5，近视力 0.5，眼压 14mmHg，角膜中央区透明，前房适中，房闪（＋），瞳孔圆，IOL 居中透明，后囊中央区缺如，眼底同术前。给予患者抗生素、激素滴眼液滴眼，带药出院，一周复诊。

术后 1 周（2019 – 05 – 26），眼科检查：左眼远视力 0.4，电脑验光 – 1.00DS/ – 0.50DC×25°矫正 1.0，中视力 0.63，近视力 0.8，眼压 15mmHg，眼前节检查未见异常。

术后 1 个月（2019 – 06 – 19），眼科检查：左眼远视力 0.4，电脑验光 – 1.25DS 矫正 1.0，中视力 0.63，近视力 0.8，眼压 12mmHg，眼前节检查未见异常。

综合考虑患者出现的屈光不正与植入的 IOL 度数发生偏差有关，术后一个月，患者屈光度趋于稳定，拟行 IOL 置换术。与患者充分沟通后，于 2019 年 6 月 20 日在局麻下行左眼 IOL 置换术，囊袋内植入 AT LISAtri 839MP +18.5D IOL 一枚。

术后第 1 天（2019 – 06 – 21），眼科检查：远视力 1.0，验光：+0.50DS/ – 0.50DC×30°，中视力 0.63，近视力 0.8，眼压 10mmHg，角膜切口略水肿，中央区透明，余前节大致正常。

左眼术后半年（2019 – 11 – 02），患者因"右眼视物不清逐渐加重 3 个月"再次入院。眼科检查：右眼视力 0.8，电脑验光验不出，左眼远视力 1.0，电脑验光 +0.25DS，眼压：右眼 13mmHg，左眼 12mmHg，右眼晶状体混浊 C1P0N3，左眼 IOL 居中透明，后囊中央区缺如，余眼前节未见明显异常，眼底视盘边界清、色红润，C/D 约 0.4，动静脉走形正常，视网膜呈豹纹状改变，黄斑区窥不清。

患者右眼白内障诊断明确，患者要求植入三焦点 IOL，经美国 ASCRS IOL 计算公式在线计算（病例 30 图 7），选择 AT LISAtir839MP +19.0D IOL。于 2019 年 11 月 2 日在局部麻醉下行右眼飞秒激光辅助的白内障超声乳化吸除联合 IOL 植入联合后囊撕囊术，术中囊袋内植入 AT LISAtir 839MP +19.0D IOL 一枚。

右眼术后第 1 天，眼科检查：右眼远视力 1.2，中视力 1.2，近视力 1.2，验光：+0.25DS，眼压 15mmHg，角膜透明，IOL 居中透明，后囊中央区缺如，余检查未见明显异常。患者满意，带药出院。

IOL Calculator for Eyes with Prior Myopic LASIK/PRK
(Your data will not be saved. Please print a copy for your record.)

Please enter all data available and press "Calculate"

Doctor Name dang   Patient Name zhengfulin   Patient ID 341574

Eye OD   IOL Model 839MP   Target Ref (D) 0

Pre-LASIK/PRK Data:

Refraction*   Sph(D) -5   Cyl(D)* -2.5   Vertex (If empty, 12.5 mm is used) [   ]

Keratometry   K1(D) 42.6   K2(D) 45.6

Post-LASIK/PRK Data:

Refraction*§   Sph(D) -0   Cyl(D)* -0.75   Vertex(If empty, 12.5 mm will be used) [   ]

Topography   EyeSys EffRP [   ]   Tomey ACCP Nidek#ACP/APP [   ]   Galilei TCP2 [   ]

Atlas Zone value   Atlas 9000 4mm zone [   ]   Pentacam TNP_Apex_4.0 mm Zone 37.48

Atlas Ring Values   0mm 40   1mm 40   2mm 39.8   3mm 39.5

OCT (RTVue or Avanti XR) Net Corneal Power 37.81   Posterior Corneal Power -6.2   Central Corneal Thickness 389

Optical/Ultrasound Biometric Data:

Ks   K1(D) 39.13   K2(D) 39.70   Device Keratometric Index (n) ● 1.3375 ○ 1.332 ○ Other [   ]

          AL(mm) 26.16   ACD(mm) 3.51   Lens Thick (mm) 3.92   WTW (mm) 12.1

Lens Constants**   A-const(SRK/T) 118.9   SF(Holladay1) 1.72

Haigis a0 (If empty, converted value is used) -1.477   Haigis a1 (If empty, 0.4 is used) 0.058   Haigis a2 (If empty, 0.1 is used) 0.262

*If entering "Sph(D)", you must enter a value for "Cyl(D)", even if it is zero.
§Most recent stable refraction prior to development of a cataract.
Magellan ACP or OPD-Scan III APP 3-mm manual value (personal communication Stephen D. Klyce, PhD).
**Enter any constants available; others will be calculated from those entered. If ultrasonic AL is entered, be sure to use your ultrasound lens constants. It is preferable to use optimized a0, a1, and a2 Haigis constants.

[Calculate]   [Reset Form]

IOL calculation formulas used: Double-K Holladay 1[1], Shammas-PL[2], Haigis-L[3], OCT-based[4], & Barrett True K[5]

Using ΔMR		Using no prior data	
[1]Adjusted EffRP	--	[2]Wang-Koch-Maloney	**19.44 D**
[2]Adjusted Atlas 9000 (4mm zone)	--	[2]Shammas	**20.30 D**
[1]Adjusted Atlas Ring Values	**19.96 D**	[3]Haigis-L	**20.17 D**
Masket Formula	**19.67 D**	[1]Galilei	--
Modified-Masket	**20.21 D**	[2]Potvin-Hill Pentacam	**20.06 D**
[1]Adjusted ACCP/ACP/APP	--	[4]OCT	**20.07 D**
[5]Barrett True K	**19.84 D**	[5]Barrett True K No History	**19.75 D**

Average IOL Power (All Available Formulas): 19.95 D

Min: 19.44 D

Max: 20.30 D

病例 30 图 7　右眼 IOL 检测单

三、病例分析

角膜屈光术后行白内障手术，IOL 度数的计算是多年来的研究热点和难点，各种计算方法和计算公式在不断更新、改进。目前临床上常用的角膜屈光术后 IOL 度数计算方法主要包括两类：①利用 LASIK/PRK 术前数据计算，常用方法包括：临床病史数据法[1]，"Double K"法[2]，Barrett true－k 法[3,4]等；②利用 LASIK/PRK 术后数据计算，常用方法包括：Haigis－L 公式[5]，Barrett true－k no history 公式[4,6]，美国屈光与白内障手术协会(ASCRS)网站提供的计算公式(包括常用的 Haigis－L、Barret true－k、"Double K"法以及其他经验回归公式，同时还可以综合不同仪器的测量数据、不同公式计算的 IOL 度数得出平均屈光度数值)等。最新的计算方法包括：Hill Potvin Shammas 公式[7]，Olsen T 公式[8]。

我们经美国 ASCRS IOL 计算公式在线计算，本例患者左眼各公式计算所得平均值为 ＋19.99D，术中植入 ＋20.0D IOL，术后观察 1 个月，出现 －1.25D 误差，遂置换为 ＋18.5D IOL，术后第 1 天患者裸眼远视力达到 1.0，等效球镜接近正视，术后半年屈光度稳定。右眼术前计算所得 IOL 平均值为 ＋19.95D，结合左眼经验，我们预留出 1.0D 的误差，植入 ＋19.0D IOL，患者术后第一天远中近视力均达到 1.2，屈光度接近正视，效果良好。

既往研究报道的各种角膜屈光术后 IOL 度数的计算公式，主要是针对单焦点 IOL 和传统的双焦点 IOL，经过多年的临床实践不断修正，准确性得到了临床医生的认可，但对于近几年新兴的三焦点 IOL，既往计算公式的准确性还需要不断临床应用后进行验证。

参 考 文 献

[1] Hoffer KJ. Intraocular lens power calculation for eyes after refractive keratotomy[J]. J Refract Surg, 1995, 11(6): 490－493.

[2] Aramberri J. Intraocular lens power calculation after corneal refractive surgery: double－K method[J]. J Cataract Refract Surg, 2003, 29(11): 2063－2068.

[3] Wang L, Tang M, Huang D, et al. Comparison of newer intraocular lens power calculation methods for eyes after corneal refractive surgery[J]. Ophthalmology, 2015, 122(12): 2443－2449.

[4] Abulafia A, Hill WE, Koch DD, et al. Accuracy of the Barrett True－K formula for intraocular lens power prediction after laser in situ keratomileusis or photorefractive keratectomy for myopia[J]. J Cataract Refract Surg, 2016, 42(3): 363－369.

[5] Haigis W. Intraocular lens calculation after refractive surgery for myopia: Haigis－L formula[J]. J Cataract Refract Surg, 2008, 34(10): 1658－1663.

[6] Kang BS, Han JM, Oh JY, et al. Intraocular Lens Power Calculation after Refractive Surgery: A Comparative Analysis of Accuracy and Predictability[J]. Korean J Ophthalmol, 2017, 31(6): 479－488.

[7] Potvin R, Hill W. New algorithm for intraocular lens power calculations after myopic laser in situ keratomileusis based on rotating Scheimpflug camera data[J]. J Cataract Refract Surg, 2015, 41(2): 339－347.

[8] Olsen T, Hoffmann P. C constant: new concept for ray tracing－assisted intraocular lenspower calculation [J]. J Cataract Refract Surg, 2014, 40(5): 764－773.

第三章　有晶状体眼人工晶体植入术相关并发症

病例 31　ICL – V4 植入术后 2 小时高眼压

一、病例介绍

患者岳某某，男，18 岁。因"双眼近视 8 年，要求摘镜"入院。平素体健，否认高血压、冠心病、糖尿病病史。否认肝炎及结核等传染病病史。否认重大外伤史及手术史。否认输血史。否认药物及食物过敏史。预防接种史不详。

二、诊疗过程

1. 眼科检查及手术　术前眼专科检查见病例 31 表 1，建议患者行 TICL 植入，经沟通患者要求行 ICL，于 2014 年 6 月 25 日双眼行有晶状体眼人工晶体 ICL – V4 植入术。右眼植入人工晶体参数 12.5mm， – 10.50DS；左眼植入 12.5mm， – 10.00DS。手术顺利。术后 2 小时测眼压：右眼 15mmHg，左眼 24mmHg，双眼角膜透明，拱高约 1 个角膜厚度，周边房角宽度可，术后 3 小时测眼压：右眼 13mmHg，左眼 32mmHg，左眼角膜轻度水肿，拱高约 1.5 个角膜厚度，周边房角变窄。

病例 31 表 1　术前眼专科检查结果

检查	右眼（OD）	左眼（OS）
视力	0.1	0.1
前节	–	–
眼压	9mmHg	12mmHg
睫状肌麻痹验光	– 6.25DS/ – 2.25DC×180°	– 6.50DS/ – 2.00DC×175°
试镜屈光度	– 7.25DS = 1.0	– 7.00DS = 1.0
角膜曲率（Pentacam）	K1:43.0D@10.9°	K1:43.0D@175.2°
	K2:45.2D@100.9°	K2:45.2D@85.2°
前房深度	3.32mm	3.30mm
轴长	26.80mm	26.72mm
W – W	11.8mm	11.8mm
三面镜眼底	可见视盘边界清、色红润,动静脉大血管正常,后极部视网膜红润	同右眼

2. 诊断

（1）有晶状体眼人工晶体植入术后高眼压（左）。

（2）有晶状体眼人工晶体植入术后（右）。

3. 处理　表麻下行左眼前房放液：盐酸丙美卡因滴眼液一滴，应用1ml注射器针头轻压6点钟方位角膜辅助切口外口，放出少许前房液至眼压Tn，操作完毕滴左氧氟沙星滴眼液一滴预防感染。左眼前房放液后1小时眼压21mmHg，中央及周边前房明显加深，拱高约1个角膜厚度。术后第2天查房：视力右眼1.0、左眼1.0⁻，眼压右眼11mmHg、左眼15mmHg，双眼切口对合好，角膜透明，前房适中，上方根切口通畅，人工晶体居中透明，晶状体透明，眼底见视盘边界清、色红润，动静脉大血管正常，后极部视网膜红润，黄斑中心凹反光不明。前节OCT检查：前房深度：右眼2.49mm，左眼2.26mm。拱高：右眼0.60mm，左眼0.56mm。

三、病例分析

ICL植入术后有少数患者在术后几天内可出现眼压升高的表现，无孔性ICL‑V4比ICL‑V4C更容易出现术后眼压升高及房角关闭，中央孔的存在及适合的ICL型号可降低这类并发症的发生。

该患者植入晶体为无孔型ICL‑V4，术后早期发生急性高眼压最常见的机制是瞳孔阻滞。由于房水前流受阻，虹膜前凸，导致房角关闭。发生原因可包括虹膜周切口太小、术中瞳孔未缩小、虹膜周切孔未开放、残留黏弹剂堵塞虹膜周切孔等。ICL可与虹膜相贴，使得房水流入前房等阻力增加，后房压力升高，引起瞳孔阻滞性青光眼。若未及时处理，眼压可进一步升高，前房压力增加，后房房水无法流入前房，推动ICL和虹膜向前膨隆，房角进一步关闭，眼压进一步升高，甚至可能引起房水逆流到玻璃体腔，即恶性青光眼的发作。

术后早期轻度眼压升高的患者，可密切观察，若眼压持续升高，尤其是眼压至30mmHg以上，前房进行性变浅，拱高增加，则需要立刻行前房放液，此法简单易行，且可重复多次。操作前需消毒裂隙灯和眼睑皮肤，从辅助切口放液，注意要分次少量放液，以避免前房过浅。

预防措施主要包括：①做2个虹膜周切口可确保前后房沟通；②推荐选择相对浓度低的黏弹剂，易于被冲洗置换；③术中瞳孔保持相对较大，以利于后房黏弹剂的冲洗置换；④术后2小时即开始测眼压，便于早发现及时处理。

自2014年STAAR公司V4C在中国上市以来，由于V4C有360μm中央孔，不改变房水循环，术后早期高眼压的发生率显著减少。

病例 32　ICL - V4 植入术后 1 周眼压升高

一、病例介绍

患者张某某，女，22 岁。ICL - V4 术后 1 周复查。患者 1 周前（2015 - 03 - 03）行双眼有晶状体眼人工晶体植入术。否认全身疾病史。否认既往眼部及全身外伤史。否认瘢痕体质。

二、诊疗过程

1. 术前检查及手术　术前眼专科检查见病例 32 表 1，超声生物显微镜 UBM 示（病例 32 图 1）：双眼房角形态正常。于 2015 年 3 月 3 日双眼植入有晶状体眼人工晶体（ICL - V4），右眼参数：12.0mm，- 13.00DS；左眼参数：12.0mm，- 12.50DS。手术顺利。术后醋酸泼尼松龙滴眼液 6 次/日，左氧氟沙星滴眼液 6 次/日，玻璃酸钠滴眼液 4 次/日。

病例 32 表 1　术前眼专科检查结果

检查	右眼（OD）	左眼（OS）
视力	0.04	0.03
眼压	15mmHg	17mmHg
屈光度	- 9.00DS = 1.0	- 8.75DS = 1.0
角膜曲率（pentacam）	K1:43.0D@2.9°	K1:43.0D@3.8°
	K2:44.0D@92.9°	K2:44.0D@93.8°
轴长	27.54mm	27.34mm
W - W	11.6mm	11.6mm
前房深度	3.54mm	3.49mm

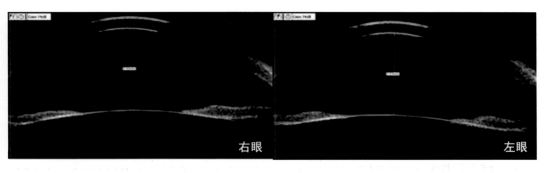

病例 32 图 1　UBM：右眼前房深度 3.52mm，左眼前房深度 3.53mm，双眼房角形态正常

2. 术后 1 周复查　双眼视力 1.0，眼压右眼 22.5mmHg、左眼 23.4mmHg，双眼角膜透明，刀口对位良好，前房中深，房水闪辉（＋），人工晶体在位居中，晶状体透明，前节 OCT 检查（病例 32 图 2）：双眼房角形态正常，右眼 ACD 2.53mm，拱高 0.67mm；左眼 ACD 2.53mm，拱高 0.65mm。

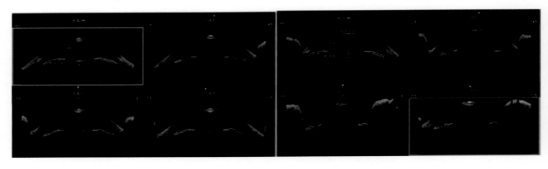

病例 32 图 2　前节 OCT 检查

3. 临床诊断　有晶状体眼人工晶体植入术后高眼压（双）。

4. 处理　加用马来酸噻吗洛尔滴眼液 2 次/日，术后 1 个月复诊：双眼视力 1.0，眼压右眼 13mmHg、左眼 13mmHg，双眼角膜透明，刀口对位良好，前房中深，房水清，人工晶体在位居中，晶状体透明，停药观察至术后 3 个月，眼压：右眼 10mmHg、左眼 14mmHg。

三、病例分析

ICL 植入术后可发生轻微且暂时性的眼压升高，与术后早期瞳孔阻滞性高眼压不同，由于眼压升高轻微，因而具有隐蔽性。测眼压为其主要检测手段。如果长期高眼压得不到控制，会引起视神经损伤，导致视野缺损，视力下降。

ICL 植入术后发生高眼压的可能原因包括：黏弹剂残留，ICL 型号过大，激素性高眼压，炎症反应，隐匿性原发性开角型青光眼。该患者术后 1 周眼压轻微升高，房水闪辉（＋），考虑为 ICL 植入术后无菌性炎症反应导致，加用降眼压药物后恢复至正常。

处理原则：此类眼压升高多在术后 1 个月内恢复至术前水平，通常情况下进行密切观察，给予对症处理即可。对于术后眼压波动较大，或高于术前眼压 5mmHg 以上，建议立即处理。

病例 33　ICL - V4C 植入术后部分房角关闭

一、病例介绍

患者女性，24 岁，因"双眼近视 12 年余，要求摘镜"入院。

二、诊疗过程

1. 术前眼专科检查　见病例 33 表 1，病例 33 图 1。

病例 33 表 1　术前眼专科检查结果

检查	右眼（OD）	左眼（OS）
视力	0.1	0.04
前节	–	–
眼压	18.1mmHg	16.6mmHg
屈光度	– 11.50DS = 1.0	– 11.25DS = 1.0
角膜曲率（pentacam）	K1:44.7D@179.7°	K1:44.0D@178.2°
	K2:46.0D@89.7°	K2:46.1D@88.2°
前房深度	2.88mm	2.98mm
角膜厚度	0.528mm	0.527mm
轴长	26.47mm	26.54mm
OCT 直径	11.24mm	11.28mm
W－W	11.1mm	11.1mm

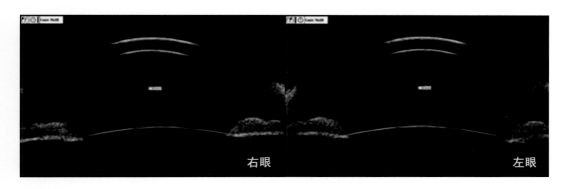

右眼　　　　　　　　　　　　　　左眼

病例 33 图 1　UBM：双眼全周房角形态尚可，右眼 ACD 2.92mm，左眼 ACD 2.95mm

2. 手术及术后随访　2016 年 2 月 19 日双眼行有晶状体眼人工晶体植入术。双眼植入 12.1mm／－12.00D 晶体。手术顺利。术后 1 周复诊：双眼视力 1.0，眼压：右眼 17mmHg、左眼 18mmHg，拱高：右眼 0.33mm、左眼 0.39mm。术后 1 个月复诊：双眼视力 1.0，眼压：右眼 14mmHg、左眼 14mmHg，拱高：右眼 0.35mm、左眼 0.45mm。超声生物显微镜（UBM）检查（病例 33 图 2）示：右眼鼻下方房角关闭。

3. 诊断

（1）ICL 术后房角部分关闭（右）。

（2）有晶状体眼人工晶体植入术后（左）。

4. 处理　给予毛果芸香碱滴眼液晚一次，次日复诊，UBM 检查（病例 33 图 3）发现右眼房角开放。观察至 ICL 术后 3 个月，房角形态正常（病例 33 图 4）。

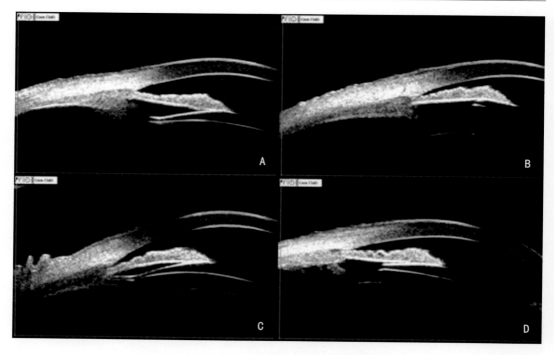

病例 33 图 2　UBM 检查：右眼鼻下方房角关闭
A：3 点钟方位；B：6 点钟方位；C：9 点钟方位；D：12 点钟方位

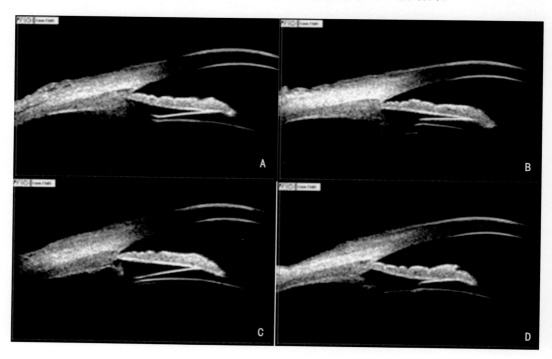

病例 33 图 3　UBM 检查：右眼房角开放
A：3 点钟方位；B：6 点钟方位；C：9 点钟方位；D：12 点钟方位

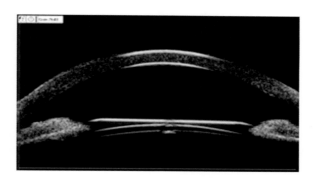

病例 33 图 4　UBM 检查：右眼房角形态尚可

三、病例分析

正常人眼房水由睫状体中睫状突毛细血管的非色素上皮细胞产生和睫状体的血液渗出，通过扩散及分泌进入后房，越过瞳孔到达前房，再从前房角的小梁网和小梁间隙进入 Schlemm 管即巩膜静脉窦，然后通过集液管和房水静脉汇入巩膜表面的睫状前静脉，回流到血循环。房角的形态可影响房水循环，当房角关闭范围较大，可使眼内压升高，发生闭角型青光眼。

ICL 植入术后引起房角变窄乃至关闭的主要原因为 ICL 尺寸大导致虹膜向前膨隆，周边虹膜堆积导致房角变窄关闭，通常以水平位为主，呈对称性，ICL 过大可表现为全周房角关闭，术后眼内压反复升高；其次黏弹剂残留导致瞳孔阻滞以及 ICL 位置异常等因素均可导致房角关闭，该患者术后复查期间眼压正常，拱高理想，术后 1 个月 UBM 检查发现右眼下方房角关闭，考虑为 ICL 襻位置异常导致的人工晶体倾斜。

作者采用毛果芸香碱滴眼 1 晚，第 2 日复查房角开放。毛果芸香碱是主要用于闭角型青光眼的一种拟胆碱药物，通过直接刺激位于瞳孔括约肌、睫状体及分泌腺上的毒蕈碱受体而起作用。瞳孔括约肌的收缩，产生机械力作用于 ICL，使 ICL 倾斜得以纠正，从而使房角关闭的因素去除，房角开放。

病例 34　TICL – V4C 植入术后拱高大

一、病例介绍

患者女性，21 岁。拟行角膜屈光手术，因角膜薄要求行 TICL – V4C 植入术。否认高血压、冠心病、糖尿病病史。否认肝炎及结核等传染病史。否认重大外伤史及手术史。否认输血史。否认药物及食物过敏史。

二、诊疗过程

1. 术前眼专科检查　见病例 34 表 1，病例 34 图 1。

病例 34 表 1　术前眼专科检查结果

检查	右眼（OD）	左眼（OS）
视力	0.04	0.04
前节	未见明显异常	未见明显异常
眼压	13mmHg	13mmHg
屈光度	$-5.75DS/-1.00DC \times 10° = 0.8$	$-4.50DS/-1.75DC \times 165° = 0.8$
角膜曲率	K1:42.2D@12°	K1:41.9D@172°
（pentacam）	K2:44.2D@102°	K2:44.1D@82°
前房深度	3.26mm	3.22mm
角膜厚度	0.461mm	0.470mm
轴长	26.23mm	25.95mm
沟到沟水平径	11.31mm	11.28mm
W－W	11.8mm	11.7mm
眼底	眼底见视盘边界清,颜色正常,动静脉走形正常,视网膜红润,黄斑区反光不明	同右眼

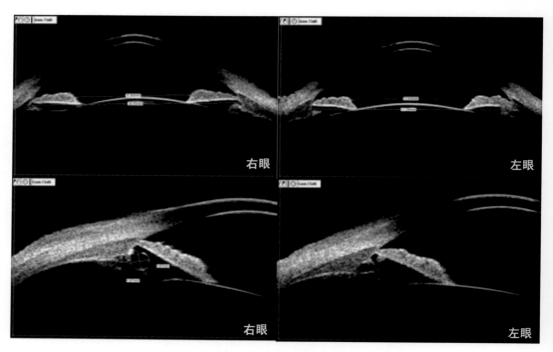

病例 34 图 1　UBM 检查：双眼可探及多个囊样回声

2. 术前诊断

（1）屈光不正（双）。

（2）睫状体囊肿（双）。

3. 治疗经过　2016 年 6 月 24 日双眼行有晶状体眼人工晶体植入术。右眼植入晶体参数 13.2mm，$-7.50DS/+1.00DC \times 100°$，左眼植入晶体参数 13.2mm，$-7.00DS/+$

$1.50DC \times 75°$。

4. 术后复查 术后 1 周复查(病例 34 图 2)：右眼视力 1.2，眼压 11mmHg，电脑验光 $+0.50DS/-0.50DC \times 20°$，拱高 0.82mm。左眼视力 1.2，眼压 13mmHg，电脑验光 $+1.25DS/-0.75DC \times 165°$，拱高 1.41mm。术后 1 个月复查(病例 34 图 3)：右眼视力 1.2，眼压 11mmHg，电脑验光 $-0.50DS/-0.25DC \times 35°$，拱高 0.84mm。左眼视力 1.0^+，眼压 12mmHg，电脑验光 $+0.50DS/-0.50DC \times 165°$，拱高 1.53mm。

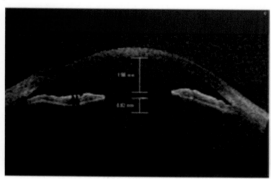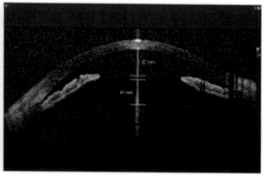

病例 34 图 2 前节 OCT：双眼拱高过大，周边房角变窄

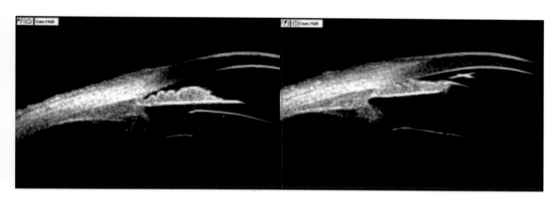

病例 34 图 3 UBM：双眼周边房角窄，部分关闭

5. 处理 积极与人工晶体生产厂家联系，定制小一号人工晶体，于 2016 年 8 月 21 日在表面麻醉下行双眼人工晶体置换术。结膜囊滴入盐酸丙美卡因，3 点/9 点钟方位做 3.0mm 透明角膜切口，前房及 ICL 后方注入适量玻璃酸钠，旋转 ICL 入前房，显微镊夹住一个脚襻，轻拉 ICL 自切口取出。前房、后房注入玻璃酸钠，将预置好的 ICL 推注进前房，右眼植入 12.6，$-7.50DS/+1.00DC \times 100°$，左眼植入 12.6，$-7.00DS/+1.50DC \times 75°$。调整四个脚襻入后房，I/A 注吸前后房玻璃酸钠，水密切口至眼压 Tn，妥布霉素地塞米松眼膏包术眼。手术顺利。

置换晶体后 1 周复查：右眼视力 1.2，眼压 9mmHg，电脑验光 $-0.50DC \times 165°$。左眼视力 1.2，眼压 10mmHg，电脑验光 $-1.00DC \times 165°$。前节 OCT 检查：右眼拱高 0.53mm，左眼拱高 0.92mm(病例 34 图 4)。

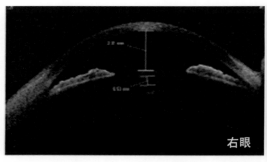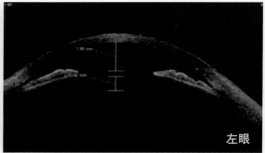

病例 34 图 4　前节 OCT：置换晶体后，房角开放，右眼拱高 0.53mm，左眼拱高 0.92mm

三、病例分析

ICL 型号偏大导致拱高超出理想范围是 ICL 植入术后较常见的现象，偏大的 ICL 推动虹膜向前向外堆积可导致房角变窄，甚至关闭，影响房水循环，同时 ICL 偏大，向前隆起增加了与虹膜的摩擦，可导致色素脱失，阻塞小梁网。最终导致青光眼的发生。

ICL 型号偏大的发生与术前测量、人工晶体计算以及患者后房空间的大小等有关。ICL 型号是通过角膜直径、前房深度等参数计算得来，临床上测量角膜直径常用的设备包括 Orbscan 角膜地形图仪、Pentacam 眼前段分析系统、IOL master 等，各设备测量所得角膜直径呈高度正相关，同时也存在一定的差异。此外，由于睫状沟直径与角膜直径并不一致，当睫状沟直径相对偏小，利用角膜直径计算出的晶体型号则偏大。该患者术前检查中 UBM 显示双眼睫状沟多个囊样回声，沟到沟的距离小于角膜直径，但鉴于囊肿直径小，且是散光晶体，人工晶体型号计算仍按照常规公式计算，植入 13.2mm 的人工晶体，术后发生拱高过大，房角变窄。

ICL 植入术后应严密随访，一旦发现 ICL 型号偏大，房角变窄，有发生青光眼倾向，均应该根据检查结果调整 ICL 直径。该患者置换人工晶体后房角开放，拱高较理想。

预防：建议 ICL 植入术前检测固定同一设备，同一操作熟练的技师测量，并进行该设备所测角膜直径与拱高的相关性分析，用于 ICL 型号的选择。有条件的术前常规检测 UBM，评估后房空间、是否有睫状体囊肿等。此外，建议两眼分开手术，当一眼手术后发现拱高过大，另一眼及时调整参数，避免双眼同时发生拱高异常。

病例 35　ICL - V4C 植入术后拱高持续增加

一、病例介绍

患者张某某，女，19 岁。因"双眼近视 13 余年，要求摘镜"入院。否认眼部及全身疾病史。否认重大外伤史及手术史。否认药物及食物过敏史。

二、诊疗过程

1. 眼部专科检查　见病例35表1，术前超声生物显微镜 UBM 检查见病例35图1。

病例35 表1　眼部专科检查结果

检查	右眼（OD）	左眼（OS）
视力	0.02（主导眼）	0.03
前节	－	－
眼压	13mmHg	13mmHg
睫状肌麻痹验光	－8.25DS/－4.00DC×175°	－6.25DS/－3.75DC×180°
拟矫屈光度*	－8.50DS=0.3	－7.00DS=0.4+
角膜曲率（pentacam）	K1:45.2D@1.7°	K1:44.6D@173.6°
	K2:48.8D@91.7°	K2:48.1D@83.6°
前房深度	3.66mm	3.55mm
轴长	25.57mm	25.13mm
W－W	11.7mm	11.7mm
沟到沟直径	11.61mm	11.50mm
眼底	豹纹状改变	豹纹状改变，下方萎缩斑

注：*：患者要求行 ICL 矫正近视，联合二期角膜屈光手术矫正散光

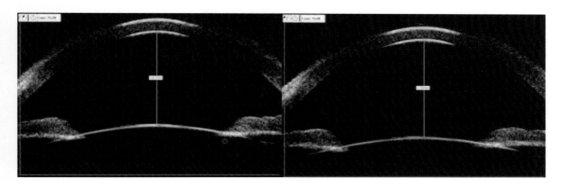

病例35 图1　UBM 检查：双眼全周房角形态大致正常

2. 手术及术后随访

（1）2019年8月4日双眼行有晶状体眼人工晶体植入术。右眼植入晶体参数13.2mm，－10.00DS，左眼植入晶体参数13.2mm，－8.00DS。手术顺利。

（2）术后5天复查：右眼视力0.4，眼压14mmHg，角膜透明，拱高0.726mm；左眼视力0.4+，眼压14mmHg，角膜透明，拱高0.917mm（病例34图2）。

（3）术后2个月复查：右眼视力0.4，眼压18mmHg，角膜透明，拱高1.53mm，周边房角变窄；左眼视力0.4，眼压17mmHg，角膜透明，拱高1.73mm，周边房角变窄（病例34图3）。

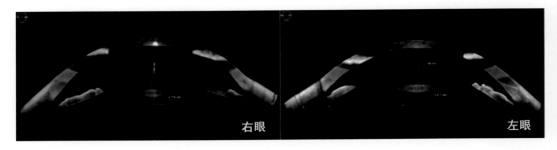

病例 35 图 2　前节 OCT 检查：术后 5 天前房适中，右眼拱高 0.726mm，左眼拱高 0.917mm

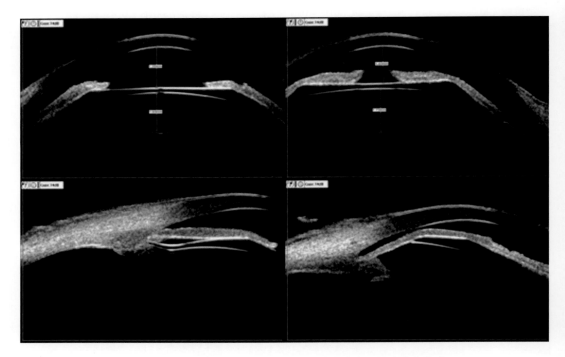

病例 35 图 3　UBM 检查：术后 2 个月前房变浅，周边房角变窄

3. 诊断

（1）ICL 过大（双）。

（2）有晶状体眼人工晶体植入术后（双）。

（3）屈光不正（双）。

4. 处理　沟通病情，定制小 1 号人工晶体，积极准备二次手术置换人工晶体；患者因个人原因要求推迟二次手术，2019 年 11 月 22 日 UBM 示（病例 35 图 4）：右眼拱高 1.54mm、左眼拱高 1.88mm。

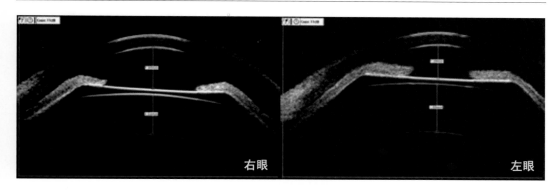

病例 35 图 4　UBM 检查

2020 年 1 月 18 日双眼置换人工晶体。结膜囊滴入盐酸丙美卡因，3 点/9 点钟方位做 3.0mm 透明角膜切口，前房及 ICL 后方注入适量玻璃酸钠，旋转 ICL 入前房，显微镊夹住一个脚襻，轻拉 ICL 自切口取出。前房、后房注入玻璃酸钠，将预置好的 ICL 推注进前房，右眼植入 12.6mm/ - 10.00DS，左眼植入 12.6mm/ - 8.00DS。调整四个脚襻入后房，I/A 注吸前后房玻璃酸钠，水密切口至眼压 Tn，妥布霉素地塞米松眼膏包术眼。手术顺利。

第 2 天前节 OCT 示(病例 34 图 5)：右眼 ACD 2.575mm，拱高 0.781mm；左眼 ACD 2.329mm，拱高 0.877mm。置换后 1 周复诊(病例 35 图 6)：视力：右眼 0.25，左眼 0.4；眼压：右眼 15mmHg，左眼 15mmHg；拱高：右眼 0.753mm，左眼 0.835mm。置换后 1 个月复诊(病例 35 图 7)：右眼拱高 0.803mm，左眼拱高 0.836mm。

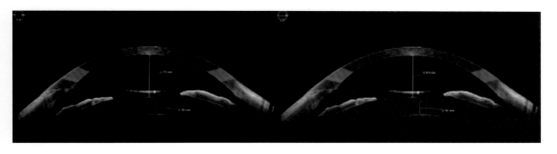

病例 35 图 5　晶体置换后 1 天前节 OCT 检查

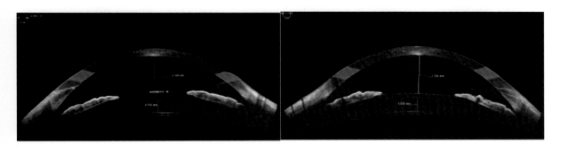

病例 35 图 6　晶体置换后 1 周前节 OCT 检查

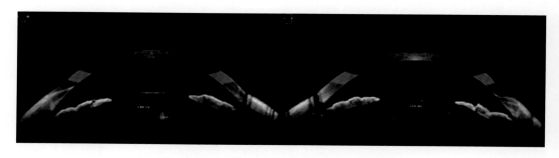

病例 35 图 7　晶体置换后 1 个月前节 OCT 检查

三、病例分析

拱高是有晶状体眼人工晶体植入术后是否安全的指标之一，目前临床上推荐的理想拱高范围为 250 ~ 750μm。过大的拱高可影响房水循环，未及时处理可导致青光眼的发生。

ICL 植入术后拱高偏大在临床上并不少见，大多于术后早期检查(如前节 OCT、Pentacam)均可发现，在随访过程中，少数患者拱高可部分降低，大多数需要置换人工晶体。该患者术后 5 天复查右眼拱高 0.726mm，左眼拱高 0.917mm，房角未见异常，但是在随后的随访中，双眼拱高逐渐变大，房角变窄，部分房角关闭，考虑原因为：型号较大的ICL 推动虹膜向前膨隆，ICL 的持续作用使虹膜肌肉麻痹而失去正常弹性，虹膜向前向外堆积使房角变窄，虹膜肌肉麻痹减小了对 ICL 的作用力，拱高进一步加大，形成恶性循环。该患者经置换人工晶体，拱高降低，房角开放。

由此提示我们：ICL 植入术后需要密切随访，一旦发现拱高过大，应该及时更换型号，避免对眼前节结构产生永久影响。

病例 36　ICL - V4 植入术后晶体襻折叠

一、病例介绍

患者女性，18 岁。双眼近视 7 年余，要求摘镜。否认高血压、冠心病、糖尿病病史。否认肝炎及结核等传染病病史。否认重大外伤史及手术史。否认输血史。否认药物及食物过敏史。

二、诊疗过程

1. 术前眼部专科检查　见病例 36 表 1，病例 36 图 1。

病例 36 表 1　术前眼部专科检查结果

检查	右眼（OD）	左眼（OS）
视力	0.2	0.25
前节	−	−
眼压	9mmHg	9mmHg
屈光度	−5.75DS/−0.50DC×180°=1.0	−4.50DS=1.0
角膜曲率（Pentacam）	K1:43.9D@92°	K1:43.3D@99°
	K2:42.7D@2°	K2:42.9D@9°
前房深度	3.54mm	3.51mm
角膜厚度	0.443mm	0.441mm
轴长	26.23mm	25.60mm
OCT 直径	12.16mm	12.06mm
W−W	11.7mm	11.7mm

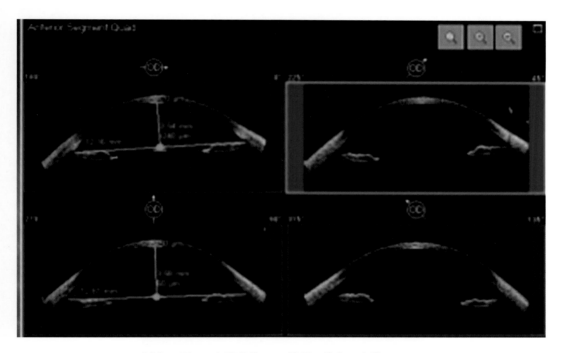

病例 36 图 1　右眼术前 OCT 结果，前房深度约 3.54mm

2. 诊断　屈光不正（双）。

3. 治疗　2012 年 8 月 18 日双眼行有晶状体眼人工晶体植入术，右眼植入 12.5mm/−8.50DS，左眼植入 12.5mm/−6.50DS。手术顺利。术后 5 日复查：双眼视力 1.0，双眼眼压 8mmHg，双眼刀口对位良好，角膜透明，前房中深，房闪（＋），上方根切口通畅，瞳孔圆，光反射可，人工晶体居中透明，晶状体透明。前节 OCT 示右眼拱高 1.15mm（病例 36 图 2），左眼拱高 0.56mm，观察至术后 1 个月，右眼拱高仍较大，UBM 检查（病例 36 图 3）发现右眼 3 点钟方位人工晶体襻位置异常，相应房角变窄。

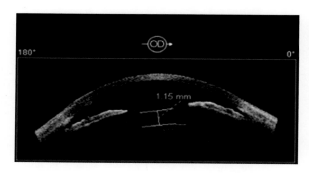

病例 36 图 2　前节 OCT 检查：右眼术后 5 天拱高 1.15mm，晶体似有倾斜

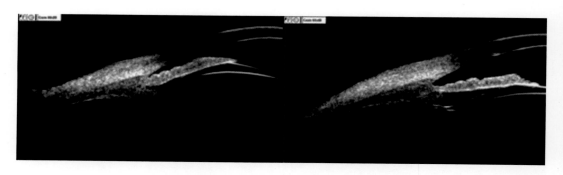

病例 36 图 3　术后 1 个月 UBM 检查

左图：3 点钟方位人工晶体襻位置异常，房角变窄；右图：9 点钟方位人工晶体及房角形态正常

4. 处理　表麻下行右眼人工晶体调位：散瞳至中等大小，显微镜下可见 3 点钟方位晶体襻抬起，7 点钟方位做辅助切口，弯针头注水维持前房深度，同时逆时针轻柔旋转人工晶体，旋转约 15° 后较为轻松，然后顺时针旋转至水平位，显微镜下见 3 点钟方位晶体襻平坦（病例 36 图 4）。调位后 1 周复查右眼拱高 0.43mm（病例 36 图 5）。

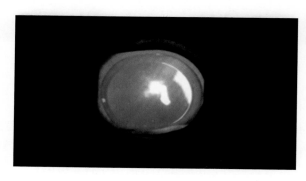

病例 36 图 4　右眼调位后前节照相

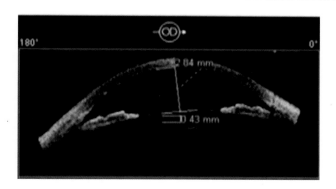

病例 36 图 5　前节 OCT：调位后拱高 0.43mm，人工晶体平坦

三、病例分析

拱高大通常因为人工晶体型号较大导致，人工晶体向前突出可导致虹膜膨隆，房角变窄，但通常表现为对称性的房角变窄，通过晶体型号调整即可解决，该患者拱高较大，复核数据，确认角膜直径及晶体型号计算无误，OCT 检查发现，晶体 3 点方位有抬高，3 点方位房角变窄，进一步行 UBM 检查发现 3 点方位人工晶体襻位置异常。因此，推论植入人工晶体时晶体襻未能完全展开，导致局部虹膜前凸、房角变窄，经手术调位后晶体襻位置恢复正常，拱高减小，房角开放。

病例 37　TICL - V4 植入术后晶体旋转

一、病例介绍

患者男性，29 岁。因"双眼近视 18 年，要求摘镜"入院。

二、诊疗过程

1. 术前检查及手术　术前眼专科检查见病例 37 表 1，病例 37 图 1、病例 37 图 2。完善术前准备后，2013 年 6 月 11 日在表面麻醉下行双眼有晶状体眼人工晶体植入术。右眼植入 12.0mm － 15.00DS/ ＋ 4.00DC ×90°，左眼植入 12.0mm － 12.00DS/ ＋ 3.00DC ×85°。

2. 术后随访　术后 1 周复诊：双眼视力 1.0，眼压：右眼 13mmHg、左眼 14mmHg。前节 OCT 示（病例 37 图 3）：右眼前房深度 2.32mm，拱高 0.53mm；左眼前房深度 2.66mm，拱高 0.08mm，散瞳后裂隙灯检查（病例 37 图 4），发现左眼人工晶体逆时针旋转约 30°。

3. 临床诊断

（1）人工晶体旋转（左）。

（2）有晶状体眼人工晶体植入术后（双）。

4. 处理　行手术调位，必要时可置换大一号人工晶体。手术调位：充分散瞳，在表面麻醉下，沿原切口弯针头注水维持前房深度，同时顺时针轻柔旋转人工晶体至水平位，调位后查前节 OCT 示（病例 37 图 5）：拱高 0.20mm。一周后复查：左眼视力 1.0，眼压 12mmHg，前节 OCT 示（病例 37 图 6）：拱高 0.28mm。

病例 37 表 1　术前眼专科检查结果

检查	右眼（OD）	左眼（OS）
视力	0.1	0.1（主导眼）
前节	–	–
眼压	18.6mmHg	19.7mmHg
屈光度	$-8.00DS/-3.50DC \times 180° = 0.9$	$-6.25DS/-2.25DC \times 175° = 1.0^-$
角膜曲率（pentacam）	K1:43.7D@0.2°	K1:43.5D@175.7°
	K2:47.2D@90.2°	K2:47.6D@85.7°
前房深度	3.10mm	3.03mm
角膜厚度	0.550mm	0.549mm
轴长	26.37mm	25.95mm
角膜直径	11.3mm	11.2mm

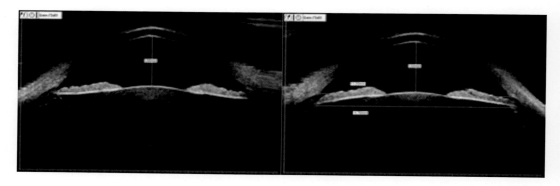

病例 37 图 1　UBM 检查

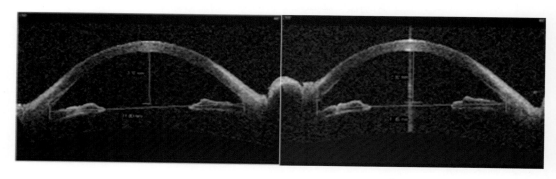

病例 37 图 2　前节 OCT 检查

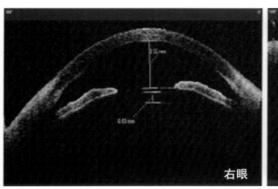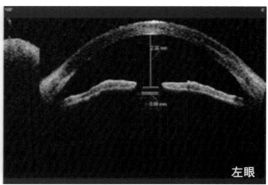

病例 37 图 3　前节 OCT 检查：右眼拱高 0.53mm，左眼拱高 0.08mm

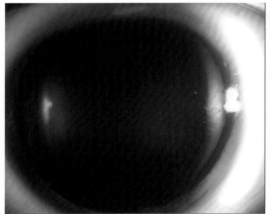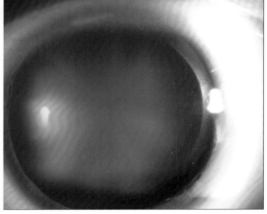

病例 37 图 4　眼前段照相：右眼人工晶体标识位于 3 点钟方位，左眼人工晶体标识位于 2 点钟方位

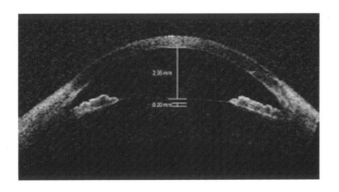

病例 37 图 5　调位后查前节 OCT：左眼拱高 0.20mm

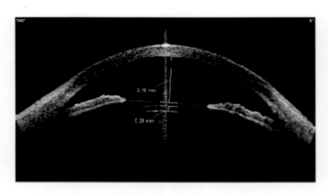

病例37 图6　1周后复查前节 OCT：左眼拱高 0.28mm

三、病例分析

后房型有晶状体眼人工晶体植入包括悬浮型和后房固定型，STAAR ICL(TICL) 为固定型，通过人工晶体襻支撑，固定于睫状沟，可以有效矫正近视及散光。因此，需要针对患者眼部参数，定制相应的晶体型号，尺寸过大则有拱高大、房角窄，甚至青光眼的风险；而尺寸过小拱高过低，则可能发生白内障、人工晶体旋转等。

人工晶体旋转通常见于：①主动旋转：当 ICL 植入术后拱高较大的时候，通常可以采用主动旋转人工晶体的方式以降低拱高，但 TICL 由于矫正散光则不适宜旋转；②外伤导致人工晶体旋转，该患者无外伤史；③晶体型号过小导致的旋转，该患者因高度近视合并大散光，术中植入 TICL，术后自觉视力波动，前节 OCT 检查示拱高小，散瞳后裂隙灯检查发现晶状体旋转。

当发生非预期晶体旋转，可试行再次手术调位，部分患者调位后晶体稳定，仍有部分患者可再次发生晶体旋转；而对于伴有拱高过小的患者，因有白内障的风险，则首选人工晶体置换，该患者再次手术调整了人工晶体的轴向，术后复查拱高理想，人工晶状体位正。

预防：术前检查尽量固定经验丰富的医师或技师，角膜直径较小的患者，需要排除是否有血管翳或其他影响角膜直径测量的眼部体征，建议采用卡尺测量。有条件的可以常规检查 UBM，直接测量睫状沟直径，从而更合理地评估晶体型号。晶体计算时，角膜直径计算出的型号临近另一个型号，可选择大一号的人工晶体，如角膜直径11.3mm，计算晶体型号为12.0；当角膜直径11.4mm，计算晶体型号则为12.5，如果是 TICL，则可选型号12.5植入。

病例 38 TICL – V4 植入术后外伤引发白内障

一、病例介绍

患者贾某某，女，32 岁，因"左眼逐渐视物不清 2 个月"来诊。双眼近视 10 余年，戴镜矫正。

二、诊疗过程

患者因"高度近视（双）"于 2013 年 1 月 20 日在我院行双眼有晶状体眼人工晶体（V4 ICL）植入联合周边虹膜根部切除术，右眼植入 11.5mm/ – 18.00DS ICL 一枚，左眼植入 11.5mm – 19.50DS/ + 2.00DC ×65° TICL 一枚。术后 1 周复查，视力：双眼 1.0，前节 OCT 检查拱高：右眼 0.37mm，左眼 0.33mm。

2013 年 2 月 27 日复诊，患者诉"左眼不慎被筷子戳伤"，遂即出现视物不清伴眼红症状。眼科检查：视力：右眼 1.0，左眼 0.6，电脑验光 – 0.50DS/ – 1.25DC ×50°矫正 1.0，眼压：双眼 18mmHg，左眼球结膜略充血，角膜透明，前房深，房水清，瞳孔圆，ICL 透明，晶状体透明，眼底见视盘边界清、色红润，颞侧近视弧，动静脉走行正常，黄斑中心反光不明。前节 OCT 检查拱高：右眼 0.39mm，左眼 0.10mm，给予氯替泼诺滴眼液点眼，建议定期观察，必要时再给予进一步治疗。

2013 年 3 月 6 日复诊，视力：右眼 1.0，左眼 0.8；眼压：右眼 19mmHg，左眼 22mmHg。眼前节检查未见明显异常。前节 OCT 检查拱高：右眼 0.37mm，左眼 0.10mm。嘱患者停用药物，定期复诊观察病情变化。

2014 年 7 月 30 日患者来诊，诉"左眼碰伤后视物模糊 1 天"，眼科检查：视力：右眼 1.2，左眼 0.6；眼压：右眼 19mmHg，左眼 15mmHg；右眼角膜透明，前房中深，ICL 在位，晶状体透明；左眼角膜透明，前房中深，房水清，ICL 在位，晶状体混浊 C3N1P0；双眼眼底见视盘边界清、色红润，颞侧近视弧，动静脉走行正常，黄斑中心反光不明。左眼眼前节彩照见病例 38 图 1。前节 OCT 检查示拱高：右眼 0.41mm，左眼 0.10mm（病例 38 图 2）。临床诊断为"白内障（左）"，建议患者行白内障手术治疗，患者要求择期进行，其后未再复诊。

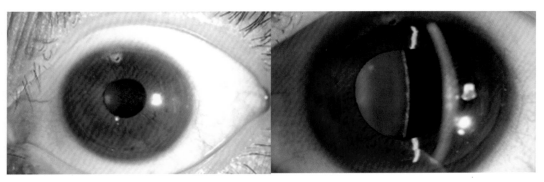

病例 38 图 1　左眼前节彩照示晶状体混浊

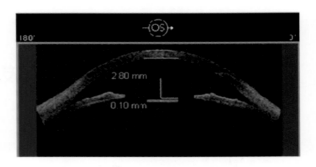

病例 38 图 2　前节 OCT 示左眼拱高 0.10mm

2015 年 7 月 14 日患者来诊,诉"左眼视物不清加重 2 个月"。眼科检查结果见病例 38 表 1。临床诊断:白内障(左),屈光不正(右),ICL 植入术后(双),陈旧性眼外伤(左)。

病例 38 表 1　眼专科检查结果

检查	右眼(OD)	左眼(OS)
视力	0.6 矫正 1.0	0.12
眼压	13mmHg	12mmHg
电脑验光	− 1.00DC × 20°	验不出
眼前节	晶状体透明,晶状体前见 ICL 在位、透明	晶状体混浊(C3N2P1),晶状体前见 ICL 在位、透明
眼底(三面镜)	视盘边界清,颜色正常,颞侧萎缩斑,动静脉走行正常,视网膜呈豹纹状改变,黄斑区反光不明	视盘边界清,颜色正常,颞侧萎缩斑,动静脉走行正常,视网膜呈豹纹状改变,黄斑区窥不清
拱高	0.43mm	0.16mm
轴长	26.0mm	26.5mm
角膜曲率(pentacam)	K1:46.04D@ 92°	K1:45.83D@ 79°
	K2:44.53D@ 179°	K2:44.56D@ 176°
角膜内皮细胞密度(个/mm²)	–	CD 2626,CV 29
IOL 检测度数(D)	–	QUATRIX　+10.0D(预留 − 2.85D)

患者于 2015 年 7 月 26 日在局麻下行左眼 ICL 取出联合白内障超声乳化吸除联合 IOL 植入术,植入 QUATRIX +10.0D IOL 一枚,预留 − 2.85D 近视。

术后第 1 天眼科检查:左眼视力 0.4,电脑验光 − 1.75DS/ − 1.50DC × 160°矫正 1.0,眼压 10mmHg,颞侧球结膜片状出血,角膜透明,前房适中,房闪(+),瞳孔圆,IOL 居中透明,眼底见视盘边界清、颜色红润,颞侧萎缩斑,动静脉走行正常,视网膜呈豹纹状改变,黄斑区反光不明。眼前节彩照见病例 38 图 3。其后患者未复诊,电话随访患者无明显异常。

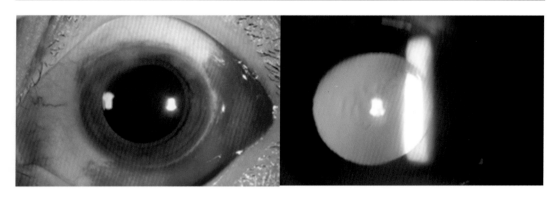

病例38 图3 眼前节彩照示左眼颞侧球结膜下片状出血，人工晶体居中透明

三、病例分析

ICL植入术后晶状体前囊下混浊是术后远期的并发症之一，混浊程度较轻或范围较小时对视力的影响不大，可定期观察，严重的会发展为白内障，必要时需行手术治疗。其发生机制与ICL手术经过中的损伤、患者年龄、ICL拱高、房水代谢及虹膜调节时ICL的前后运动[1]等因素有关。

拱高，即ICL的后表面和透明晶状体前表面顶点的垂直距离或两晶状体间最狭窄空间的距离。适当的拱形是ICL在眼内保持稳定的关键。拱高过高，ICL和虹膜的机械接触可引起炎症、眼压升高、瞳孔阻滞、闭角型青光眼、色素播散综合征等并发症[2]。拱高过低，ICL与自身晶状体前囊接触、摩擦，或者与自身晶状体之间的间隙狭窄，房水循环受阻，导致前囊下白内障的形成。Gonvers等[3]发现，所有发生前囊膜下白内障的术眼ICL拱高均在90μm以下，提出拱高应≥150μm。Schmidinger等[4]建议中央拱高最小值应为230μm。Dougherty等[5]建议拱高的安全范围为90～1000μm。理想ICL拱高的具体标准尚无定论。目前临床上推荐的理想拱高范围为250～750μm[6]。

ICL植入术后发生白内障，除与拱高过低、ICL与自然晶状体的接触摩擦有关，还可能与房水循环不畅造成晶状体营养代谢障碍有关。为了解决这一问题，瑞士STAAR公司推出了中央孔型的ICL V4C。其中央圆孔可增加ICL与自然晶状体间的房水流通，术前无须行周边虹膜打孔或切开，对眼部的损伤减小。同时中央孔的设计能充分保证ICL与自然晶状体之间的拱高，保持两者之间房水可通畅流动，理论上可以降低发生白内障的风险。

本病例行ICL植入术后双眼拱高均较理想，术后1个月余左眼钝挫伤后拱高明显降低，但未有明显的晶状体混浊表现，随诊观察，术后1年半，左眼再次钝挫伤后就诊，此时已观察到晶状体前囊膜混浊，术后2年半，白内障明显加重。本例患者白内障形成的原因主要考虑两方面因素：第一，钝挫伤性白内障，外伤使晶状体上皮细胞功能受到破坏，导致浅层皮质纤维水肿、变性，最终产生局限且永久的薄层空泡区。随着时间推移，新的正常晶状体细胞形成，受伤的上皮层被压缩并包埋进入深层皮质，最后形成混浊；第二，拱高过低，ICL与自然晶状体的接触摩擦增多，同时房水循环不畅造成晶状体营养代谢障碍，最终导致白内障的发生。对于外伤或其他原因导致的低拱高患者，若视力不受明显影响,眼科检查未见明显异常,可随诊密切观察,必要时需及时行 ICL 调位或置换手术,若已发生不可逆的白内障,应根据患者需求行白内障手术治疗。

参 考 文 献

[1] 于莉. ICL - 晶状体间距和虹膜张力对 ICL 术后并发白内障影响研究[J]. 中国实用眼科杂志,2013,31(6):684-687.

[2] Balakrishnan SA. Complications of phakic intraocular lenses[J]. Int Ophthalmol Clin,2016,56(2):161-168.

[3] Gonvers M, Bornet C, Othenin - Girard P. Implantable contact lens for moderate to high myopia: relationship of vaulting to cataract formation[J]. J Cataract Refract Surg,2003,29(5):918-924.

[4] Schmidinger G, Lackner B, Pieh S, et al. Long - term changes in posterior chamber phakic intraocular collamer lens vaulting in myopic patients[J]. Ophthalmology,2010,117(8):1506-1511.

[5] Dougherty PJ, Rivera RP, Schneider D, et al. Improving accuracy of phakic intraocular lens sizing using high - frequency ultrasound biomicroscopy[J]. J Cataract Refract Surg,2011,37(1):13-18.

[6] Kamiya K, Shimizu K, Komatsu M. Factors affecting vaulting after implantable collamer lens implantation[J]. J Refract Surg,2009,25(3):259-264.

病例 39　ICL - V4 植入术后并发性白内障

一、病例介绍

患者郭某某,女,38 岁,因"左眼逐渐视物不清 2 年"于 2019 年 2 月 18 日就诊。患者双眼自幼视力差,近视戴镜矫正多年。

2013 年在我院诊断为双眼"高度近视、高度近视视网膜病变",于当年在我院行双眼周边视网膜激光治疗,并行双眼有晶状体眼人工晶体(V4 ICL)植入联合周边虹膜根部切除术,术中右眼植入 12.0mm -23.00DS ICL 一枚,左眼植入 11.5mm -23.00DS ICL 一枚,术前检查资料见病例 39 表 1,手术顺利,患者术后未再复诊。

病例 39 表 1 V4 ICL 植入术前检查资料

检查	右眼（OD）	左眼（OS）
视力	0.15（主导眼），矫正0.6	0.12，矫正0.5
眼前节	未见明显异常	未见明显异常
眼压	14mmHg	14mmHg
综合验光	$-20.25DS/-0.75DC\times30°$	$-23.00DS/-0.50DC\times175°$
角膜曲率（pentacam）	K1:45.7D@124°	K1:45.7D@119°
	K2:44.9D@34°	K2:45.3D@29°
前房深度	2.83mm	2.81mm
角膜厚度	0.518mm	0.524mm
轴长	31.01mm	32.47mm
OCT 直径	11.06mm	10.86mm
W－W	11.2mm	11.0mm
角膜内皮细胞密度	CD 2722/mm² CV 27	CD 2778/mm² CV 22

二、诊疗过程

1. 眼专科检查 2019 年 2 月 18 日眼专科检查结果见病例 39 表 2。眼前节彩照见病例 39 图 1、眼底彩照见病例 39 图 2、黄斑 OCT 结果见病例 39 图 3。

病例 39 表 2 眼专科检查结果

检查	右眼（OD）	左眼（OS）
视力	0.5，矫正0.6	0.25，矫正0.4
眼压	18mmHg	18mmHg
电脑验光	$-2.25DS/-1.00DC\times40°$	$-4.25DS/-0.50DC\times170°$
眼前节	晶状体混浊（C1），晶状体前见 ICL 在位、透明	晶状体混浊（C3N1P3），晶状体前见 ICL 在位、透明
眼底（三面镜）	玻璃体轻度混浊，视盘界清、色可，动静脉可，黄斑中心凹反光不明，可见膜样反光，眼底豹纹状改变，周边变性区见激光萎缩斑	同右眼
拱高	0.39mm	0.39mm
轴长	31.05mm	32.45mm
角膜内皮细胞密度	CD 2618/mm² CV 22	CD 2747/mm² CV 27
角膜曲率（pentacam）	K1:44.92D@18°	K1:44.81D@50°
	K2:45.62D@108°	K2:45.25D@140°
IOL 检测度数（D）	－	AR40M －1.5D（预留 －2.68D）
黄斑 OCT	双眼黄斑前膜，脉络膜萎缩	双眼黄斑前膜，脉络膜萎缩

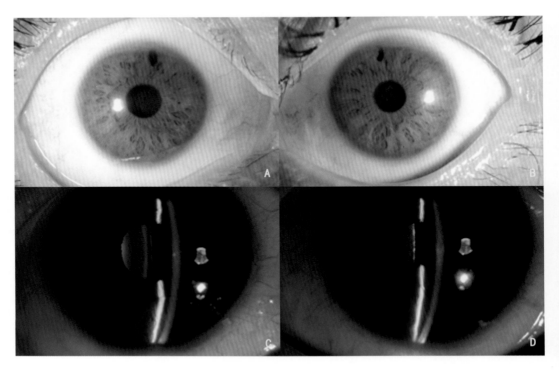

病例 39 图 1　眼前节彩照

A、C 示右眼，B、D 示左眼。双眼晶状体混浊，右眼 C1，左眼 C3N2P3，双眼虹膜上方周边部可见根部切口通畅

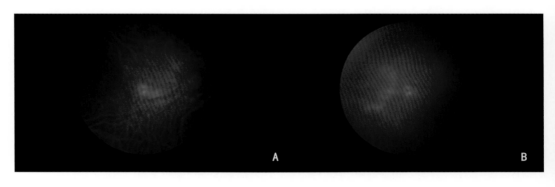

病例 39 图 2　眼底彩照

A 示右眼，B 示左眼，双眼眼底模糊可见视盘边界清、颜色略淡，周围萎缩斑，动脉静脉走形大致正常，后极部视网膜豹纹状改变，黄斑区窥不清

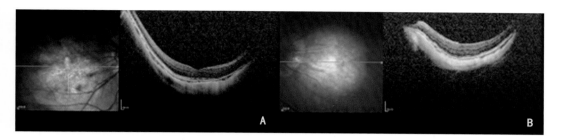

病例 39 图 3　黄斑 OCT：双眼黄斑前膜，脉络膜萎缩

2. 临床诊断

(1)并发性白内障(双眼)。

(2)高度近视视网膜病变(双眼)。

(3)ICL 植入术后(双眼)。

(4)屈光不正(双眼)。

3. 治疗　患者于 2019 年 2 月 19 日在局麻下行左眼 ICL 取出联合白内障超声乳化吸除联合 IOL 植入术，植入 AR40M －1.5D IOL 一枚，预留 －2.68D 近视。

术后第 1 天眼科检查：左眼视力 0.5，电脑验光 －1.75DS/ －0.75DC×165°，矫正视力 0.8，眼压 16mmHg，角膜透明，前房适中，房闪(+)，瞳孔圆，IOL 居中透明，眼底见视盘边界清、颜色略淡，周围萎缩斑，动静脉走形正常，后极部视网膜豹纹状改变，黄斑区反光不明。其后患者未再复诊，电话随访患诉无明显异常。

三、病例分析

白内障是有晶状体眼人工晶体植入术后严重的并发症之一。可分为术中发生的白内障和术后远期并发性白内障。术中发生的白内障多与手术操作误伤及晶状体有关，根据损伤程度和范围大小，可选择长期观察或术中改变术式行白内障手术。术后远期晶状体囊膜混浊和并发性白内障的病因与多种因素有关，Sanders 等对 ICL 植入术后 526 只眼的随访研究发现，术后 7 年内晶状体前囊膜混浊的发生率为 6% ~7%，白内障的发生率为 1% ~2%，屈光力 > －12D 和年龄 >40 岁是导致白内障发展的重要因素[1]。并发性白内障的发病机制主要包括：①术中机械操作骚扰使得房水中炎性因子增多，部分出现渗出物，逐渐形成沉淀引起晶状体前囊混浊[2]；②ICL 与晶状体间距离即拱高过低，造成晶状体和 ICL 持续或间断的机械摩擦，房水循环受阻，影响晶状体的营养代谢，导致晶状体的混浊，产生白内障；③ICL 植入后改变了房水的循环流动，影响了晶状体的自然代谢，营养缺乏和代谢障碍刺激晶状体上皮细胞纤维化生，导致晶状体混浊[3]；④术前行虹膜 Nd: YAG 激光周边打孔也可能引起晶状体的混浊[3]；⑤黏弹剂和缩瞳剂对晶状体囊膜的刺激[4]；⑥高度近视人群较正常人群白内障发病更早。高度近视患者眼内营养代谢不正常，使晶状体的囊膜通透性改变，晶状体营养障碍和代谢失常而逐渐发生混浊，视力逐渐减退产生并发性白内障。

本例患者双眼均为超高度近视，行 ICL V4 植入术后 6 年确诊为双眼并发性白内障，并行左眼白内障手术治疗。本例患者行白内障术前，检查双眼拱高均为 0.39mm，在正常范围内，因拱高异常引发白内障的概率较低。考虑与 ICL 植入后房水的循环流动改变，导致晶状体的营养代谢缺乏有关。同时不排除与患者的年龄增长，晶状体的自然老化有关。对于 ICL 术后发生的白内障，其治疗方式为 ICL 取出联合白内障超声乳化摘除联合 IOL 植入手术。IOL 的选择可根据患者的需求和眼部检查结果综合评估，眼底功能较好的患者，可选择植入多焦点 IOL，若植入单焦点 IOL，术后建议预留 - 3.00D 左右近视，以满足患者的视近需求。

参 考 文 献

［1］ Sanders DR. Anterior subcapsular opacities and cataracts 5 years after surgery in the visian implantable collamer lens FDA trial［J］. J Refract Surg, 2008, 24(6)：566 - 570.

［2］ 左志高，尹黎，刘苏冰，等. ICL 或 TICL 植入术矫治超高度近视的应用研究［J］. 眼科新进展，2011, 31(5)：460 - 463.

［3］ 周妍妍，郑晓龙. ICL V4C 矫正超高度近视术后视觉质量的短期观察［J］. 国际眼科杂志，2015, 15(9)：1615 - 1617.

［4］ 董喆，王宁利，李俊红，等. 黏弹剂选择对百康复视伦有晶状体眼人工晶状体的影响［J］. 眼科，2010, 19(2)：93 - 96.

病例 40　高度近视前房 IOL 植入
致角膜内皮失代偿

一、病例介绍

患者田某某，女，39 岁，因"双眼前房型 IOL 植入术后 10 年，左眼视物不清、流泪、疼痛 20 天"于 2017 年 2 月 10 日来诊。患者双眼"高度近视"多年，12 年前在当地医院行双眼后巩膜加固手术，具体诊疗过程未提供。10 年前在我院行双眼前房型 IOL 植入术，术后未复诊。

二、诊疗过程

1. 眼专科检查　2017 年 2 月 10 日眼科检查结果见病例 40 表 1，眼前节彩照见病例 40 图 1，共焦显微镜检查结果见病例 40 图 2。

病例 40 表 1 眼专科检查结果

检查	右眼（OD）	左眼（OS）
视力	0.4，矫正0.6	0.15
眼压	18mmHg	12mmHg
电脑验光	−2.50DS/−1.75DC×159°	验不出
角膜	密度高	上方轻度水肿，下方明显水肿、雾状混浊，可见角膜大泡
前房	深度适中，房水清，前房内可见IOL，上方脚襻穿入虹膜根切口内	深度适中，房水清，前房内可见IOL，上方脚襻穿入虹膜根切口内，IOL略上移
瞳孔	圆，直径约3mm，光反射正常	同右眼
晶状体	密度高	同右眼
眼底	视盘边界清、色可，周围萎缩斑，动静脉可，视网膜豹纹状改变，黄斑区反光不明	同右眼
角膜内皮细胞密度	CD 1437/mm² CV 35	上方、鼻侧、颞侧可见细胞结构，图像模糊无法分析，余方位未见细胞结构
共焦显微镜	−	上皮层可见少量空泡样结构，基膜下未见神经纤维走形，基质层细胞肿胀明显，内皮层细胞扩大，细胞核增大反光增强，大部分细胞失去六边形结构，单位面积细胞数量200~300
轴长	28.53mm	28.45mm
前房深度	3.5mm	3.3mm

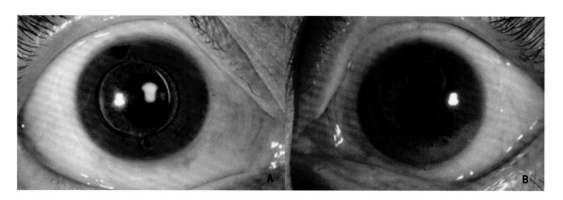

病例 40 图 1 左眼前节彩照（2017−02−10）

A 示右眼前房 IOL 在位，上方脚襻插入虹膜根切口内；B 示左眼角膜水肿大泡，IOL 略上移

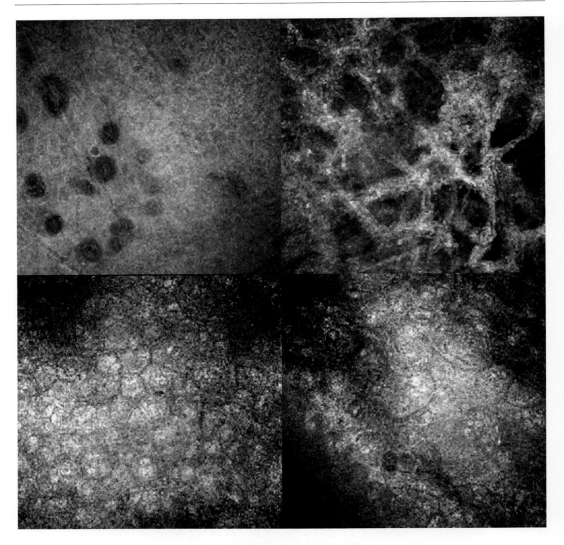

病例 40 图 2　左眼共焦显微镜

注:左眼角膜扫描上皮层可见少量空泡样结构,基底膜下未见神经纤维走形,基质层细胞肿胀明显,内皮层细胞扩大,细胞核增大反光增强,大部分细胞失去六边形结构,单位面积细胞数量约 200~300

2. 临床诊断　角膜内皮失代偿(左);大泡性角膜病变(左);前房型 IOL 植入术后(双)。

3. 治疗

(1)治疗方案:先行左眼前房型 IOL 取出术避免对角膜内皮层的刺激,术后根据角膜恢复情况,决定是否行角膜内皮移植术。同时患者右眼角膜内皮细胞密度亦较低,建议尽早行右眼 IOL 取出术,以避免发生类似左眼的情况,患者拒绝,要求先行左眼手术。

(2)手术:患者于 2017 年 2 月 12 日在局麻下行左眼前房型 IOL 取出术。

(3)随诊:术后第 1 天(2017 - 02 - 13)眼科检查:左眼视力 CF/50cm,眼压 6mmHg,

上方巩膜切口缝线对合好，角膜下方雾状混浊，中央区后弹力层皱褶，前房适中，房水清，瞳孔圆，晶状体密度高，眼底同术前。眼前节彩照见病例 40 图 3。给予抗生素滴眼液、激素滴眼液和眼膏、促角膜修复药物点眼，带药出院。

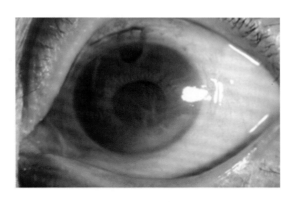

病例 40 图 3　左眼前节彩照（2017 - 02 - 13）

（4）复诊（2017 - 03 - 08）：左眼视力：0.02，眼压 13mmHg，角膜上方透明，下方弥漫性上皮水肿，雾状混浊，颞下方角膜大泡，前房中深，瞳孔圆，晶状体密度高，眼底同前。眼前节彩照见病例 40 图 4。

病情分析：患者角膜内皮失代偿合并大泡性角膜病变，考虑角膜内皮细胞功能难以恢复，拟行角膜内皮移植术；患者双眼高度近视，右眼现电脑验光为低度近视性屈光不正，左眼已行 IOL 取出术，若仅行角膜内皮移植术，术后屈光参差，无法通过配戴框架眼镜、角膜接触镜或行角膜激光手术矫正，建议行透明晶状体摘除联合 IOL 植入术矫正高度近视屈光状态。与患者充分沟通后，患者同意此治疗方案。

手术：患者于 2017 年 3 月 10 日全麻下行左眼飞秒辅助的角膜内皮移植联合白内障超声乳化吸除联合 IOL 植入术。

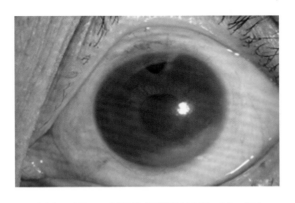

病例 40 图 4　左眼前节彩照（2017 - 03 - 08）

（5）随诊：术后第 1 天（2017 - 03 - 11）眼科检查：左眼视力眼前手动，眼压 T + 2，中央区角膜上皮片状缺损，基质层略混浊，内皮植片贴附好、轻度皱褶，前房深、气泡在位,房水窥不清,瞳孔圆、光反射迟钝,人工晶体在位。给予抗生素、激素、人工泪液、促角膜修复药物滴眼,全身应用降眼压药物治疗。

术后第5天(2017-03-15)眼科检查:左眼视力0.06小孔矫正0.4,压平眼压14mmHg,角膜上皮完整,基质层无明显混浊,内皮植片贴附好、轻度皱褶,前房深,房水窥不清,上方可见小气泡,瞳孔散大,直径约5mm,对光反射迟钝,人工晶体居中透明。左眼前节彩照见病例40图5。患者带药出院。

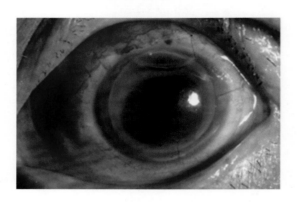

病例40图5 左眼前节彩照(2017-03-15)

术后35天(2017-04-16)眼科检查:左眼视力0.2,小孔矫正0.4,眼压14mmHg,角膜中央区透明,周边可见内皮植片边缘,前房深,房水清,瞳孔散大欠圆,略向颞下方偏移,直径约5mm,对光反射迟钝,IOL居中透明。眼前节彩照见病例40图6。

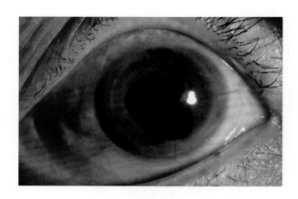

病例40图6 左眼前节彩照(2017-04-16)

术后3个月余(2017-06-20)眼科检查:左眼视力0.4,电脑验光-0.25DS/-1.25DC×150°矫正0.5,眼压12mmHg,角膜中央区透明,周边环形瘢痕,前房深,房水清,瞳孔散大欠圆,略向颞下方偏移,直径约5mm,对光反射迟钝,IOL居中透明。眼前节彩照见病例40图7。前节OCT示角膜内皮层与基质层贴服紧密,角膜无水肿,见病例40图8。

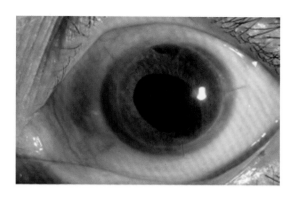

病例 40 图 7　左眼前节彩照(2017 - 06 - 20)

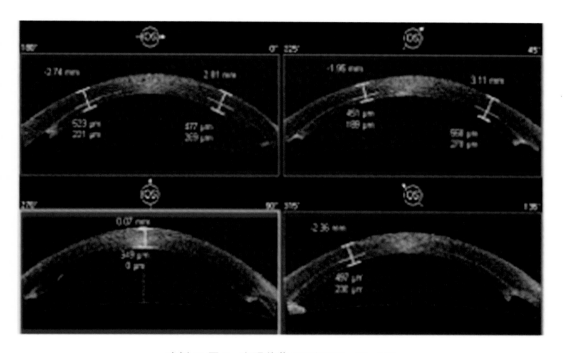

病例 40 图 8　左眼前节 OCT(2017 - 06 - 20)

术后半年余(2017 - 09 - 21)眼科检查:左眼视力 0.4,电脑验光: - 0.50DS/ - 1.00DC ×25°矫正 0.6,眼压 16mmHg,眼前节检查基本同前。眼前节彩照见病例 40 图 9。

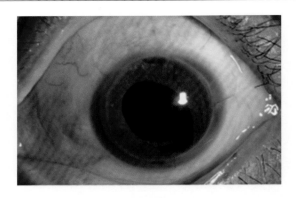

病例40 图9　左眼前节彩照(2017-09-21)

术后1年5个月(2018-08-18)眼科检查：左眼视力0.4，电脑验光：-0.25DS/-1.00DC×10°矫正0.6，眼压13mmHg，眼前节检查基本同前。眼前节彩照见病例40图10。角膜内皮细胞计数：右眼CD 1054 CV 29，左眼CD1391 CV 28。右眼眼科检查基本同2017年2月10日情况，角膜内皮细胞计数：CD 1215 CV 33，再次建议患者行右眼IOL取出术，患者拒绝，嘱长期随诊观察。

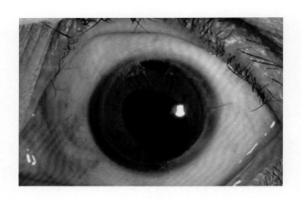

病例40 图10　左眼前节彩照(2018-08-18)

三、病例分析

角膜内皮细胞位于角膜的最内面，为一单层六角形细胞，形状扁平，细胞相互排列紧密而均匀，通过"钠泵"维持正常的生理功能。成人角膜内皮细胞缺乏有丝分裂的能力，其损伤主要是健康细胞以移行的方式加以修复，如损失过多，内皮细胞的代谢功能失代偿可引起角膜水肿，出现大泡性角膜病变。正常健康的角膜内皮细胞大约有(2899±400)个/mm^2，年丢失率大约为0.5%[1]，一般而言，角膜内皮细胞密度降至400~700个/mm^{2}以下时[2]，将严重影响其屏障功能，角膜出现水肿。Menezo等[3]研究发现，前房型IOL植入术后，角膜内皮细胞年丢失率将高于正常生理水平，其针对Artisan pIOL植入术后展开5年的随访发现，术后6个月角膜内皮细胞平均丢失率为3.3%，1年丢失率为 5.5%，2 年丢失率为 7.63%，4 年丢失率达到 10.51%。

　　角膜内皮失代偿在前房型 IOL 植入术中的发生率很低，但后果严重，需行 IOL 取出，甚至还需行角膜内皮移植手术。于晓宁[4] 的研究发现，角膜内皮失代偿是前房型 IOL 取出术的主要原因，在有晶状体眼中占比为 73.3%，无晶状体眼中占比为 30%，多发生在植入术后 10 年及以上。

　　前房型 IOL 植入术后角膜内皮失代偿的原因是比较复杂的，总结既往研究，可能与以下因素有关：①术中操作损伤；②术后早期高眼压；③IOL 规格与眼部不匹配，尺寸过大时 IOL 脚襻位于虹膜根部或接触虹膜组织，导致慢性局限性炎症反应，损害内皮细胞；④前房较浅、植入 IOL 尺寸过小、患者长期揉搓术眼等因素，导致人工晶体与角膜的间歇性接触摩擦损伤角膜内皮细胞。因此，严谨的手术操作、规格合适的 IOL、严密的术后随访指导是避免发生角膜内皮失代偿的重点内容。

　　术后随访过程中，角膜内皮细胞计数是随访的重点之一，不仅要计算角膜内皮细胞密度，还特别要注意细胞的变异系数，只有具有正常六边形结构的细胞才能发挥其"泵功能"，从而维持角膜的透明性，当细胞大小不均、体积增大、呈现多边形结构时，无法发挥其正常功能，而出现角膜内皮失代偿的临床表现。

　　本病例前房型 IOL 植入术后 10 年，左眼角膜内皮失代偿诊断明确，颞下方部位角膜出现大泡性角膜病变，考虑原因为 IOL 上襻插入虹膜根切口内，位置上移，颞下方光学部与角膜间歇性接触摩擦，导致对应部位角膜内皮细胞功能丧失。手术可分步先行前房型 IOL 取出术，择期再行角膜内皮移植术，也可联合进行。术后患者恢复高度近视状态，可通过配戴框架眼镜、行后房型 ICL 植入、行透明晶状体摘除联合 IOL 植入等方式进行矫正，需根据患者需求和眼部情况进行综合分析选择最佳方案。

参 考 文 献

［1］Brown AF, Jiang L, Fong DS, et al. Need for eye care among older adults with diabetes mellitus in fee – for – service and managed Medicare［J］. Arch Ophthalmol, 2005, 123(5)：669 – 675.

［2］李凤鸣, 谢立信. 中华眼科学(第 3 版)［M］. 北京：人民卫生出版社, 2014：1257.

［3］Menezo JL, Avino JA, Cisneros A, et al. Iris claw phakic intraocular lens for high myopia［J］. J Refract Surg, 1997, 13(6)：545 – 555.

［4］于晓宁. 前房型人工晶状体取出术原因分析［D］：浙江大学, 2015 – 05 – 26.

病例 41　ICL – V4C 植入术后黄斑出血

一、病例介绍

患者邢某某，女，41 岁。ICL 植入术后 1 个月视物模糊就诊。曾于 1 个月前(2015 – 11 –07)于我院行双眼 V4C ICL 植入术。既往体健，否认眼部及全身疾病史。否认重大外伤史及手术史。否认输血史。否认药物及食物过敏史。

二、诊疗过程

1. 术前眼部专科检查　见病例 41 表 1，病例 41 图 1。

病例 41 表 1　术前眼部专科检查结果

检查	右眼(OD)	左眼(OS)
视力	0.02	0.04(主导眼)
眼压	17mmHg	16mmHg
屈光度	– 18.50DS/ – 0.75DC ×5° = 0.7	– 14.50DS = 0.8
角膜曲率(pentacam)	K1 :45.0D@ 159.5°	K1 :45.1D@ 33.2°
	K2 :45.9D@ 69.5°	K2 :45.6D@ 123.2°
前房深度	3.06mm	3.03mm
角膜厚度	0.521mm	0.519mm
轴长	30.42mm	28.29mm
沟到沟水平径	10.45mm	10.42mm
W – W	11.0mm	10.9mm

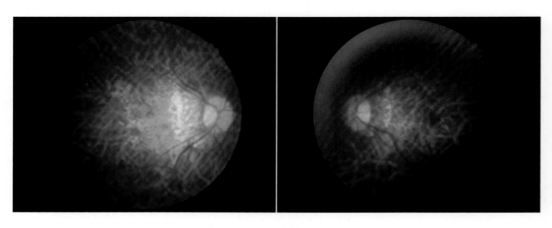

病例 41 图 1　术前眼底彩照

双眼弥漫性脉络膜视网膜萎缩，合并漆裂纹，视盘颞侧近视弧

2. 术前诊断

（1）屈光不正（双眼）。

（2）高度近视视网膜病变（双眼）。

3. ICL手术　于2015年11月7日行双眼有晶状体眼人工晶体植入术，右眼植入人工晶体参数12.1mm，－17.5DS（拟欠矫－1.50D），左眼植入人工晶体参数12.1mm，－14.0DS（拟欠矫－1.00D）。手术顺利。术后常规给予醋酸泼尼松龙滴眼液6次/日，左氧氟沙星滴眼液6次/日，术后1周检查结果见病例41表2。

病例41表2　ICL术后1周检查结果

检查	右眼（OD）	左眼（OS）
视力	0.4⁺	0.6
眼压	16mmHg	15mmHg
屈光度	－1.25DS/－0.75DC×175°	－0.75DS
前房深度	2.12mm	2.33mm
拱高	0.69mm	0.47mm

4. ICL术后1个月复诊　主诉视物模糊，视力右眼0.4，左眼0.6，双眼前节（－）。经眼底相关检查发现左眼黄斑出血。检查结果见病例41图2、病例41图3。

5. 现诊断

（1）黄斑出血（左眼）。

（2）屈光不正ICL术后（双眼）。

（3）高度近视视网膜病变（双眼）。

6. 治疗经过　给予和血明目片（3片，3次/日）、叶黄素片（1片，3次/日）口服等对症治疗，出血渐吸收，ICL术后3个月OCT（病例41图4）示：左眼黄斑区神经上皮复位，神经上皮下团块状高反射缩小。

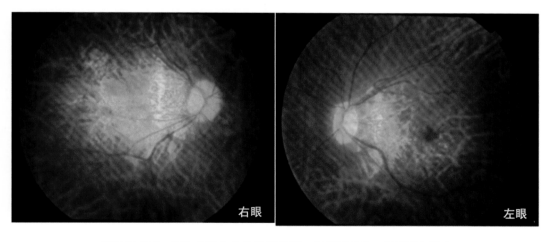

病例41图2　ICL术后1个月眼底彩照：右眼同术前，左眼黄斑出血

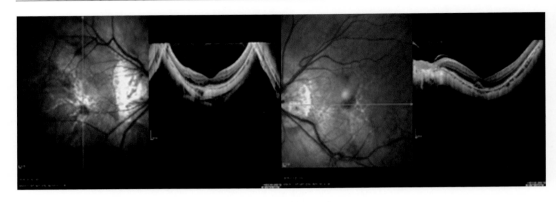

病例41 图3　ICL 术后 1 个月 OCT

注：右眼黄斑下方视网膜劈裂，左眼黄斑区神经上皮隆起，神经上皮下见团块状高反射，色素上皮层反射连续，黄斑下方视网膜劈裂

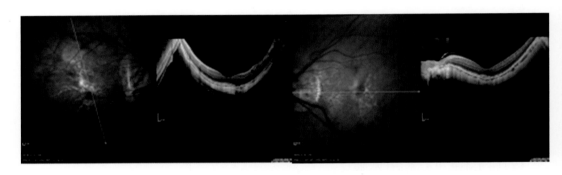

病例41 图4　ICL 术后 3 个月 OCT

三、病例分析

黄斑是视力发育最敏锐处，当黄斑发生病变时，可首先表现为视物模糊，黄斑囊样水肿常见于白内障、玻璃体等内眼手术后，炎症波及到后葡萄膜可能引起黄斑囊样水肿。该患者有内眼手术史，但有晶状体眼人工晶体植入术较白内障晶体置换更有利于维持前段及后段解剖结构相对稳定，其玻璃体视网膜并发症相对较少。

病理性近视引起的黄斑出血分为两种类型：①单纯性黄斑出血：在漆裂纹形成过程中，Bruch 膜和脉络膜毛细血管破裂，引起薄而色淡的黄斑出血；②脉络膜新生血管（CNV）引发的黄斑出血：CNV 是病理性近视常见的并发症，多位于黄斑中部，继发黄斑出血、水肿，出血在 CNV 旁或环绕 CNV 的小片出血，颜色深，可导致视功能不可逆性损伤。两者通过相关辅助检查易于鉴别。

该患者 ICL 术后 1 个月发生左眼黄斑出血，经 FFA、ICGA、OCT 检查排除高度近视继发脉络膜新生血管（CNV），为单纯性黄斑出血，给予口服药物对症治疗，黄斑出血渐吸收。

病例 42　ICL - V4 晶体翻转

一、病例介绍

患者女性，18 岁，因"双眼近视 6 年，要求摘镜"入院。

二、诊疗过程

1. 术前检查及手术　术前眼部专科检查见病例 42 表 1，双眼于 2014 年 6 月 22 日行有晶状体眼人工晶体植入术，右眼植入 12.0mm - 9.00DS，左眼植入 12.0mm - 8.50DS。术后第 2 天检查：视力：右眼 1.0，左眼 0.6；眼压：右眼 13mmHg，左眼 14mmHg；裂隙灯检查见右眼拱高约 1 个角膜厚度，左眼人工晶体与晶状体相贴，前节 OCT 检查（病例 42 图 1）左眼拱高几乎为 0。复核术前检查结果和晶体型号，确认无误，暂行观察。术后第 3 天检查：视力：右眼 1.0，左眼 0.6；眼压：右眼 14mmHg，左眼 14mmHg；左眼拱高仍然为 0，散瞳后行前节 OCT 检查（病例 42 图 2）发现左眼人工晶体翻转后凹。

病例 42 表 1　术前眼部专科检查结果

检查	右眼（OD）	左眼（OS）
视力	0.04	0.04
前节	-	-
眼压	15mmHg	17mmHg
屈光度	- 6.25DS = 1.0	- 6.00DS = 1.0
角膜曲率（pentacam）	K1：43.2D@ 174°	K1：42.7D@ 178°
	K2：44.0D@ 84°	K2：44.4D@ 88°
前房深度	3.15mm	3.15mm
角膜厚度	0.515mm	0.509mm
轴长	25.60mm	25.64mm
OCT 直径	11.55mm	11.55mm
W - W	11.5mm	11.6mm
眼底	-	鼻上方周边网膜格子样变性，变性区周边可见激光斑

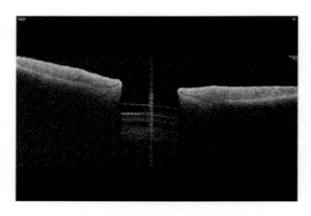

病例 42 图 1　OCT 检查：左眼拱高几乎为 0

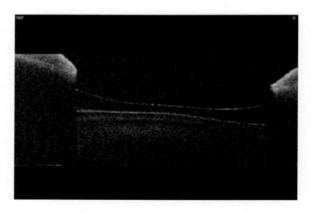

病例 42 图 2　OCT 检查（散瞳后）：左眼人工晶体翻转后凹

2. 诊断　ICL 术后人工晶体翻转（左）；视网膜变性激光光凝治疗后（左）；ICL 术后（右）。

3. 处理　结膜囊滴入盐酸丙美卡因，3 点/9 点钟方位做 3.0mm 透明角膜切口，前房及 ICL 后方注入适量玻璃酸钠，旋转 ICL 入前房，显微镊夹住一个脚襻，轻拉 ICL 自切口取出。前房、后房注入玻璃酸钠，将重新装载好的 ICL 推注进前房，调整四个脚襻入后房，I/A 注吸前后房玻璃酸钠，水密切口至眼压 Tn，妥布霉素地塞米松眼膏包术眼。

术后裂隙灯检查左眼拱高约 1 个角膜厚度，给予醋酸泼尼松龙滴眼液 6 次/日，左氧氟沙星滴眼液 6 次/日。术后一周复查：视力：双眼 1.2，眼压：右眼 13mmHg、左眼 16mmHg。前节 OCT（病例 42 图 3）：前房深度：右眼 2.49mm，左眼 2.55mm；拱高：右眼 0.59mm，左眼 0.51mm。观察至术后 4 个月：视力：双眼 1.2，眼压：右眼 12mmHg、左眼 13mmHg，人工晶体在位居中，晶状体透明。前节 OCT（病例 42 图 4）前房深度：右眼 2.57mm，左眼 2.56mm；拱高：右眼 0.51mm，左眼 0.49mm。

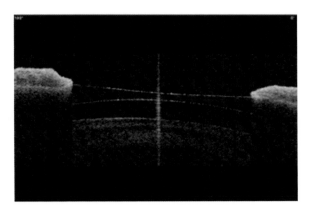

病例42 图3　前节 OCT(术后1周):人工晶体位正,拱高正常

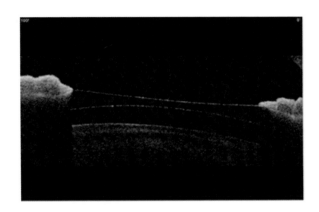

病例42 图4　前节 OCT(术后4个月):人工晶体位正,拱高正常

三、病例分析

目前有晶状体眼人工晶体主要包括睫状沟固定型和睫状沟悬浮型。STAAR 公司生产的 ICL 为睫状沟固定型,由 Collamer 材料制成,组织相容性良好,近视片是平凹形的(前表面平),远视片是新月形的(前表面凸),植入后 ICL 后表面与自然晶状体前囊有间隙即形成合适的拱高。术后理想的拱高范围是0.5~1.5 倍的角膜厚度,当拱高过大或过小均会对眼造成伤害。

该患者术后早期左眼视力未达到预期视力,裂隙灯检查发现人工晶体和晶状体相贴,散瞳后前节 OCT 发现左眼人工晶体翻转后凹,诊断明确。其发生原因可能是人工晶体在前房内推注展开不良导致,也可能是人工晶体装载错误。

当发现人工晶体翻转时,应尽快通过手术将人工晶体取出,重新将 ICL 装载于推注器内,再按规范的手术步骤植入后房。注意操作轻柔,不能在前房内反转人工晶体,以避免损伤自然晶状体和角膜内皮。

预防:ICL 正确安装在推注器内是非常重要的,以保证 ICL 在前房内展开时正面朝上。装入 ICL 需确保 ICL 前缘与推注器中线相垂直,这样 ICL 在前房对称展开,避免翻转。如果试推推注器，ICL前缘与推注器中线成夹角，建议重新安装。同时，术中需要维持前房稳定，操作熟练、轻柔，推ICL时缓慢且平稳。

病例43 TICL - V4C 植入术后持续旋转取出

一、病例介绍

患者时某某，男，21岁，双眼近视10年，要求摘镜。既往体健，否认眼部及全身疾病史。否认重大外伤史及手术史。否认输血史。否认药物及食物过敏史。

二、诊疗过程

1. 眼部专科检查情况　见病例43表1、病例43图1。

病例43表1　眼部专科检查结果

检查	右眼(OD)	左眼(OS)
视力	0.1	0.08
前节	-	-
眼压	13mmHg	11mmHg
屈光度	$-11.25DS/-2.50DC×175°=0.8$	$-12.75DS/-2.25DC×180°=0.6$
角膜曲率(pentacam)	K1:42.3D@175°	K1:41.9D@175°
	K2:45.0D@85°	K2:44.6D@85°
W - W	12.5mm	12.5mm
前房深度	4.50mm	4.50mm
角膜厚度	0.501mm	0.510mm
轴长	29.06mm	29.48mm
眼底	视盘边界清、色红润，颞侧近视弧，动静脉大血管正常，视网膜豹纹状，黄斑区反光不明	同右眼

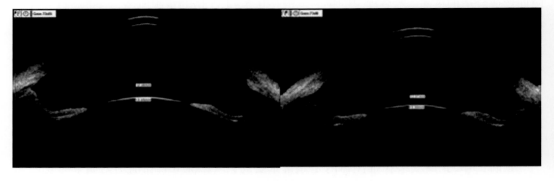

病例43图1　双眼虹膜后凹，全周房角圆钝

2. 诊断

（1）屈光不正（双）。

（2）高度近视视网膜病变（双）。

3. 治疗经过　2018 年 8 月 12 日行双眼有晶状体眼人工晶体植入术，右眼植入人工晶体参数 13.7mm，－15.5DS/＋2.5DC×94°；左眼植入人工晶体参数 13.7mm，－16.5DS/＋2.00DC×89°。手术顺利。

术后第 2 天查房：双眼角膜切口对合良好，角膜透明，前房深，房水清，人工晶体居中透镜，晶状体透明，眼底见视盘边界清、色红润，颞侧近视弧，动静脉大血管正常，视网膜豹纹状，黄斑区反光不明。屈光状态见病例 42 表 2，术后第 3 天屈光状态结果见病例 43 表 3，考虑术后视力恢复欠佳，屈光度波动，行散瞳检查发现：双眼人工晶体均出现轴位旋转，旋转度数约 80°（病例 43 图 2）。

病例 43 表 2　术后第 2 天检查结果

检查	右眼（OD）	左眼（OS）
视力	0.6	0.8
眼压	10mmHg	13mmHg
屈光度	＋0.25DS/－2.25DC×180°	－0.75DS/－1.00DC×35°

病例 43 表 3　术后第 3 天检查结果

检查	右眼（OD）	左眼（OS）
视力	0.6	0.6
眼压	10mmHg	11mmHg
屈光度	－0.50DS/－2.25DC×175°	－1.00DS/－2.50DC×15°

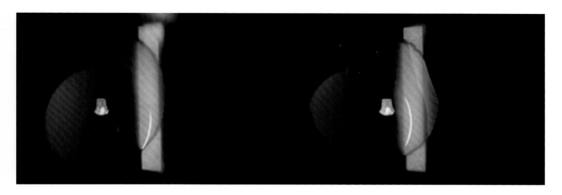

病例 43 图 2　双眼人工晶体在眼内发生旋转

术后第 4 天行双眼人工晶体调位，调位术后观察双眼人工晶体仍存在旋转，观察至术后 1 周，仍存在轴位旋转，经患者同意后行人工晶体取出术。

三、病例分析

有晶状体眼人工晶体常见的有睫状沟固定型和后房悬浮型，后房悬浮型目前还不能矫正散光，瑞士生产的 V4C 是目前常用的睫状沟固定型，可同时矫正近视和散光的效果。

该病例术后发生人工晶体旋转，说明人工晶体型号相对患者睫状沟的空间偏小，睫状沟不足以支撑固定人工晶体，其原因考虑与局部解剖因素有关：患者眼球先天发育异常，双眼前房深达 4.5mm，悬韧带松弛，晶状体震颤，且 UBM 显示双眼虹膜后凹，全周房角圆钝。

人工晶体偏位、旋转，可能出现以下危害：①若人工晶体偏位，脱入前房，反复与虹膜及角膜接触，可引起葡萄膜炎、虹膜萎缩等；②人工晶体与晶状体摩擦，可能加速白内障的进展；③人工晶体轴位旋转可能加重屈光不正，影响视力。

该患者术前采用生产厂家提供的计算公式得到的人工晶体参数，已经是目前能获得的最大型号的晶体，无法置换更大型号的晶体，为了避免人工晶体损伤周围正常结构，遂行人工晶体取出术。

第四章　角膜接触镜典型病例

病例44　验配周边离焦软性角膜接触镜

一、病例介绍

患者耿某某，男，8岁，学校查体发现双眼视力低于正常。母亲超高度近视（双眼 – 20.00D 以上），父亲青光眼（双眼盲）。

二、诊疗过程

1. 眼专科检查结果　见病例44表1，病例44图1。眼部B超（病例44图2）：双眼玻璃体内见少许点状回声，轻度后巩膜葡萄肿。

病例44 表1　眼专科检查结果（2018 – 08 – 19）

检查	右眼（OD）	左眼（OS）
裸眼视力	0.5	0.3 $^-$
眼压	20mmHg	18mmHg
眼前节	未见异常	未见异常
角膜曲率	K1:41.00D@180°	K1:40.75D@170°
	K2:41.75D@90°	K2:41.50D@80°
电脑验光	– 2.25DS/ – 1.50DC × 10°	– 5.50DS/ – 0.50DC × 180°
散瞳验光（赛飞杰）	– 2.00DS/ – 1.25DC × 10°	– 5.25DS/ – 0.75DC × 170°
矫正视力	0.8 $^{+2}$	0.4
轴长	25.05mm	26.43mm
眼底	轻度豹纹状改变	轻度豹纹状改变

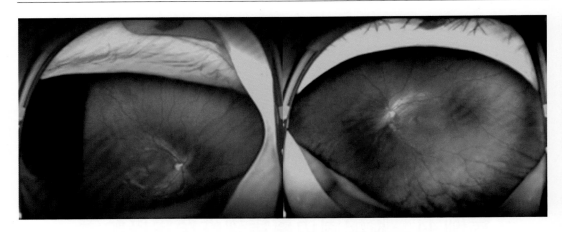

病例 44 图 1　欧堡超广角眼底照相：双眼视网膜呈轻度豹纹状改变

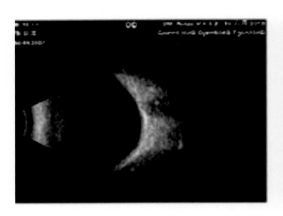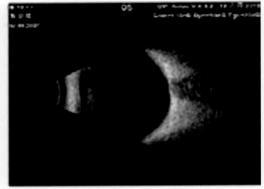

病例 44 图 2　眼 B 超：双眼玻璃体内见少许点状回声，轻度后巩膜葡萄肿

2. 诊断

（1）屈光不正（双）。

（2）屈光参差。

（3）弱视（左）。

（4）后巩膜葡萄肿（双）。

3. 处理　建议观察视力变化，必要时行左眼弱视训练，若屈光度增长过快建议择期行双眼后巩膜加固术。经沟通后，患者要求配捷安视（拟真角膜塑形镜）渐进多焦点软镜，右眼参数 SMR/ - 2.75/9.0/14.1mm，左眼参数 SMR/ - 6.00/9.0/14.1mm。戴镜后右眼视力 1.0，左眼视力 0.4。

4. 随访情况

（1）视力：戴镜后 2 周复诊右眼戴镜视力 0.8，追加 - 0.50D，矫正 1.0，左眼戴镜视力 0.6，更换右眼镜片。戴镜后 1 个月复查，双眼戴镜视力 1.0。患者定期随访，根据屈光度及时调整配戴参数，双眼矫正视力均 1.0。

（2）轴长与屈光度变化（病例 44 表 2）。

病例 44 表 2 轴长与屈光度变化

	屈光度		轴长	
	右眼（OD）	左眼（OS）	右眼（OD）	左眼（OS）
初次就诊	−2.00DS/−1.25DC×10°	−5.25DS/−0.75DC×170°	25.05mm	26.43mm
随访9个月	−4.25DS/−1.25DC×5°	−6.50DS/−1.00DC×170°	26.06mm	27.01mm
随访16个月	−5.75DS/−1.00DC×175°	−7.00DS/−1.00DC×175°	26.56mm	27.21mm
随访21个月	−6.50DS/−1.25DC×10°	−8.00DS/−1.25DC×170°	26.97mm	27.49mm

三、病例分析

近视指在调节放松的状态下，平行光线经眼球屈光系统后聚焦在视网膜之前，称为近视。病理性近视是指近视合并眼底的其他病理性变化，患者屈光度数往往大于−6D且有眼轴进行性增长，眼底可见视网膜色素上皮和脉络膜变薄，可伴有视网膜色素上皮萎缩、脉络膜新生血管和视网膜下出血。尽管该患者初诊时屈光度小于−6D，但有眼底合并症，且有近视家族史，因此该患者病理性近视可能性较大，预计屈光度发展相对较快，因此控制近视发展尤为重要。

近视的治疗：青少年可选择框架眼镜、角膜接触镜矫正，成年人亦可选择屈光手术矫正。该患者年龄小，有病理性近视家族史，预计屈光度发展快，若长期不戴镜矫正，可发展为屈光不正性弱视，该患者初次就诊时左眼矫正视力仅0.4，后经戴镜矫正后视力提至正常。同时该患者双眼屈光参差，因此配戴角膜接触镜的双眼视功能优于框架眼镜。

角膜塑形镜是一种逆几何设计的硬性高透氧性角膜接触镜，通过配戴后角膜上皮重新分布，角膜中央屈光力下降，视网膜周边相对近视离焦，控制轴长增长从而控制近视发展，目前得到广大视光医师和近视朋友的青睐。但是角膜塑形镜的验配有严格的适应证，价格昂贵，且配戴及护理相对繁琐，考虑到该患者年龄小，父母均有眼疾，护理困难，一旦镜片破损或者丢失负担较重。因此，经沟通后，患者要求配周边离焦软性角膜接触镜。捷安视（拟真角膜塑形镜）渐进多焦点软镜，护理简单，单片价格低廉，且有角膜塑形镜类似的视网膜周边离焦的作用，适应证比角膜塑形镜广。该患者戴镜后，屈光度发展速度渐趋缓慢，且双眼轴长差从1.38mm缩小至0.52mm，这跟吴志毅等[1]的研究结果一致。

病理性近视可能性较大者，除了矫正近视本身，要注意眼底合并症的随访，一旦发生视网膜裂空、视网膜脱离等，及时手术治疗。对于轴长发展较快，可择期选择后巩膜加固术。

参 考 文 献

[1] 吴志毅，赵莹莹，胡培克，等. 近视性屈光参差儿童青少年配戴角膜塑形镜的临床效果[J]. 中华眼视光学与视觉科学杂志，2020，22(3)：217−221.

病例 45　屈光参差患者验配角膜塑形镜

一、病例介绍

患者男性，14 岁，经查体发现，右眼视力低于正常。否认全身和其他眼部病史。否认手术史、外伤史和过敏史。

二、诊疗过程

1. 眼专科检查结果　见病例 45 表 1。

病例 45 表 1　眼专科检查结果

检查	右眼（OD）	左眼（OS）
视力	0.15⁻	1.0⁻
眼压	16mmHg	18mmHg
结膜	无充血	无充血
电脑验光	−3.50DS	+1.00DS/−1.25DC×5°
睫状肌麻痹验光	−3.25DS	+1.25DS/−0.75DC×5°
综合验光	−3.50DS=1.0	+0.25DS/−0.50DC×5°=1.0⁻
轴长	23.28mm	21.73mm
角膜内皮计数	CD3145/mm² CV26	CD3311/mm² CV26

2. 诊断

（1）屈光不正（双）。

（2）屈光参差。

3. 处理　建议验配角膜塑形镜或验配框架眼镜。患者选择试戴角膜塑形镜。试戴选片：右眼角膜地形图（病例 45 图 1）显示角膜平坦曲率 46.15D，E 值 0.66，故首选 4500/400/10.2 的试戴片，荧光素染色评估镜片活动度略大，镜下泪液多，镜片边翘略低。试戴 30 分钟后，更换 4550/400/10.2 试戴片，活动度略小。定位弧染色呈黑色，试戴后地形图（病例 45 图 2）可形成密闭的环，试戴位置居中。考虑患者角膜直径仅 10.83mm，最终确认镜片参数 4500/300/10.0，周边弧放平 1.5D。

4. 复查　右眼戴镜 1 晚，无不适主诉，塑形镜居中性良好，活动度可，摘镜后视力0.5，角膜无点染，地形图（病例 45 图 3）显示塑形区较理想，K1：44.70D，K2：46.03D。右眼戴镜 1 周复诊，塑形镜清洁，居中性良好，活动度可，无不适主诉，摘镜后视力1.0，角膜曲率：K1：42.71D，K2：43.10D。

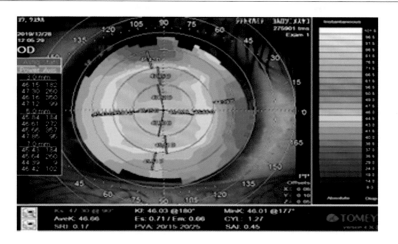

病例 45 图 1　角膜地形图：右眼配戴塑形镜前

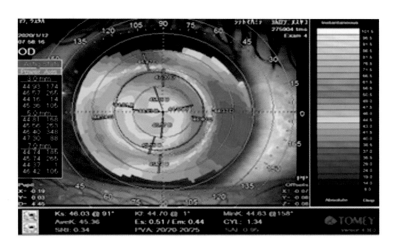

病例 45 图 2　角膜地形图：右眼试戴角膜塑形镜后，可形成闭合环

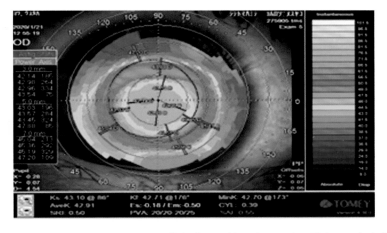

病例 45 图 3　角膜地形图：右眼戴角膜塑形镜 1 晚，塑形区居中，无中央岛

三、病例分析

两眼的屈光状态在性质或程度上有显著差异者称为屈光参差[1]。诊断标准[2]：两眼屈光度相差为球镜≥1.50D或柱镜≥1.00D。当眼部屈光参差长期得不到矫正，屈光度较高易发展为弱视。屈光参差的发生常常影响双眼单视，有研究报道[3]，当远视参差＞1.00D，近视参差＞2.00D，散光参差＞1.0D，立体视异常百分比分别为43%、29%、36%，随着屈光参差程度的增加，异常立体视发生率明显增多，当屈光参差＞3.0D，异常立体视发生率为100%。

青少年屈光参差可通过框架眼镜和角膜接触镜矫正，成年人亦可选择屈光手术矫正。该患者14岁，于查体时发现右眼视力差，经检查双眼屈光度相差3.50D，框架眼镜可由于双眼视网膜物像放大倍率不同，融像困难，易发生视疲劳。而研究报道[4-5]近视性屈光参差患者近视度数较高眼常作为优势眼，其近视度数较非优势眼增长更快，且常为眼轴长度增长过快，而角膜屈光力变化不明显。因此，角膜塑形镜是近视性屈光参差患者的较好矫正工具，角膜塑形镜通过夜间配戴，白天无须戴镜即可达到最佳视力，在控制近视的同时，还可以保持双眼视功能平衡。

该患者角膜曲率较大，E值高，角膜直径小，常规参数塑形镜配适往往不佳，作者通过个性化定制参数，最终取得了较好的效果。

参 考 文 献

[1] 刘家琦，李凤鸣．实用眼科学（第2版）[M]．北京：人民卫生出版社，1999：623-624.

[2] 中华人民共和国国家卫生健康委员会．弱视诊治指南[J]．中国实用乡村医生杂志，2019，26(2)：3-5.

[3] 亢晓丽，许贺，郭秀荣，等．儿童屈光参差与弱视、立体视相关性的研究[J]．中国实用眼科杂志，2004，22(7)：519-522.

[4] 黄俊萍，苏彬彬，武洁然．知觉性优势眼与近视性屈光参差的关系[J]．中国实用眼科杂志，2017，35(6)：601-605.

[5] 裘凯凯，吕帆．优势眼与近视的关系研究[J]．眼视光学杂志，2004，6(1)：13-15.

病例46　配戴角膜塑形镜后棘阿米巴角膜炎

一、病例介绍

患者男性，14岁。右眼眼红、眼疼痛半个月，视物不清3天。

现病史：患者半个月前无明显诱因出现右眼眼红，伴异物感、畏光、流泪、轻度刺痛，无眼胀、头痛等症状，3天后于当地就诊，具体诊断不详，给予左氧氟沙星滴眼液、利巴韦林滴眼液等点眼，经治疗后轻度改善，1周前进食辛辣食物后症状再次加重，于当地静脉滴注抗生素3天，症状无明显改善。3天前右眼突然视物不清，异物感、流泪、畏光症状加重。遂来院就诊。

既往史：双眼配戴角膜塑形镜2年余，近1年未再复诊，护理液用完后患者自行用"凉开水"清洗镜片（未告知家长）。否认高血压、冠心病、糖尿病病史。否认肝炎及结核等传染病史。否认重大外伤史及手术史。否认输血史。否认药物及食物过敏史。预防接种史不详。

二、诊疗过程

1. 眼科检查　见病例46表1，前节照相见病例46图1。

角膜刮片细胞学检查：未检测到真菌、细菌。细菌培养阴性。角膜刮片真菌培养结果阴性。

共焦显微镜检查（病例46图2）示：右眼角膜溃疡区扫描可见多量炎性细胞堆积，其下模糊扫描不清，周边较透明区基质层可见炎性细胞，未见明显包囊样反光。

隔日再次共焦显微镜检查（病例46图3）示：右眼角膜溃疡区扫描可见包囊样反光，可见多个成对分布，包囊较小，扫描至130μm左右隐约可见包囊样反光，其下模糊扫描不清，周边较透明区基膜下可见纤细减少的神经纤维分布。

病例46表1　眼专科检查结果

检查	右眼（OD）	左眼（OS）
视力	CF/5cm	0.2
眼压	11mmHg	20mmHg
眼睑	眼睑轻度红肿	眼睑无红肿、淤血
结膜	混合充血（＋＋）	无充血
巩膜	无黄染，无压痛、结节及葡萄肿	无黄染，无压痛、结节及葡萄肿
角膜	角膜基质混浊、水肿，中央区角膜溃疡，直径约3mm，相应内皮面可见灰白色渗出	角膜透明
前房	前房适中，房水窥不清	前房适中，房水清
虹膜	虹膜纹理清晰，无萎缩	虹膜纹理清晰，无萎缩
瞳孔	瞳孔圆，直径约3mm，对光反射消失	瞳孔圆，直径约3mm，光反射正常
晶状体	窥不清	晶状体透明
玻璃体	窥不清	玻璃体轻度混浊
眼底	窥不清	视盘界清、色可，动静脉大血管可，视网膜红润，黄斑中心凹反光可见
眼位	眼位正常，眼球各方向运动正常	眼位正常，眼球各方向运动正常

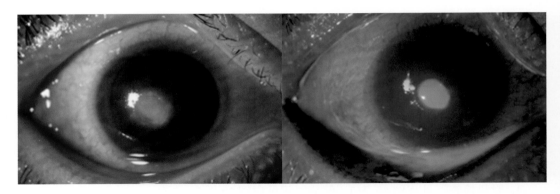

病例 46 图 1　前节照相：右眼结膜混合充血（＋＋），角膜基质混浊、水肿，中央区角膜溃疡，直径约 3mm

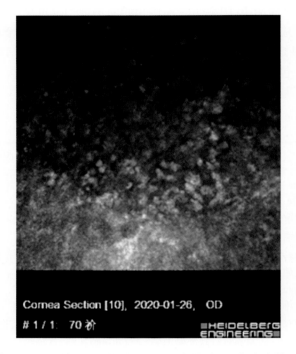

病例 46 图 2　共焦显微镜检查：溃疡去基质可见较多炎性细胞

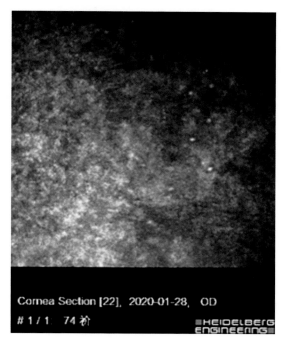

病例 46 图 3　共焦显微镜检查：溃疡区基质可见包囊

2. 临床诊断　右眼棘阿米巴性角膜炎。

3. 处理

（1）停戴角膜塑形镜。

（2）抗阿米巴药物治疗：局部用氟康唑滴眼液点眼，同时给予奥硝唑氯化钠注射液静脉滴注，以及特比萘芬片口服。

（3）其他辅助治疗：左氧氟沙星滴眼液和加替沙星凝胶点眼，复方托吡卡胺滴眼液麻痹睫状肌。

（4）若药物治疗病情未能控制，可采取角膜移植术。

4. 治疗 2 周　右眼视力 0.12，眼压 15mmHg，结膜混合充血（＋），角膜溃疡灶较前修复、基质浸润较前减轻，中央上皮缺损处约 1mm×1.5mm 大小，余角膜水肿较前减轻，前房适中，房水混浊（＋），瞳孔药物性散大。共焦显微镜检查（病例 46 图 4）发现空包囊。

治疗 2 个月：右眼视力 0.3^{+1}，眼压 9.7mmHg，裂隙灯检查（病例 46 图 5）：结膜无充血，角膜中央区云翳，直径约 3mm，边界清，可透见虹膜纹理，角膜上皮光滑，无点染，前房适中，房水清。

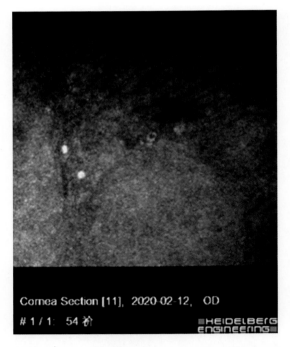

病例 46 图 4　共焦显微镜检查：在溃疡区可见空包囊

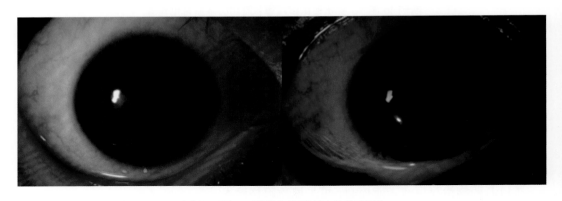

病例 46 图 5　裂隙灯显微镜（前节照相）

三、病例分析

棘阿米巴广泛存在于土壤和水源中，在自来水、瓶装水、饮水机及洗眼机等水中均可发现[1]。它的生命周期包括两个阶段：其一，活动期、摄食期和滋养体形式复制期，这是在水中最常见的形式；其二，双壁休眠的囊肿期[2]。在角膜塑形镜市场没有规范之前，国内一些早期的塑形镜相关棘阿米巴角膜炎病例是因经常使用自来水冲洗隐形眼镜引起的[3]。Chen 等[4]在 2001 年报告了第一例与角膜塑形术有关的感染性角膜炎。

棘阿米巴性角膜炎诊断：角膜接触镜配戴史，发病时表现为眼红、眼痛症状，检查可见角膜上皮糜烂至溃疡，共焦显微镜检查发现阿米巴包囊可明确诊断。该患者发病后在当地医院治疗，因病情加重来院就诊，入院检查共焦显微镜仅见炎性浸润，未发现包囊,角膜刮片也未发现包囊,考虑与院外不规范的治疗有关,病情迁延,合并细菌感染,共焦显微镜检查时炎性细胞较多,不易发现包囊。经抗炎治疗后隔日复查共焦显微镜发现包囊。

棘阿米巴性角膜炎一旦诊断,需要及时给予抗阿米巴药物治疗,目前国内常用的药物有氯己定(洗必泰)、甲硝唑类药物,前者需要配制,且刺激性较大,患者不易接受。该患者给予局部用氟康唑滴眼液点眼,同时给予奥硝唑氯化钠注射液静脉滴注,以及特比萘芬片口服。治疗2周,症状逐渐好转。

预防:对配戴角膜塑形镜的青少年及家长进行详细的镜片配戴、清洗、保存、随访宣教。严禁使用自来水及未消毒的纯净水、矿泉水等冲洗、浸泡镜片。定期更换镜盒及吸棒。一旦发现眼红、眼痛,应该及时到专业眼科医院就诊。

参 考 文 献

[1] Alkharashi M, Lindsley K, Law HA, et al. Medical interventions for acanthamoeba keratitis[J]. Cochrane Database Syst Rev, 2015, 24(2): D10792.

[2] Takayama K, Kaburaki T, Takeuchi M. Development of acute retinal necrosis in a patient with ocular sarcoidosis: a case report[J]. Ocul Immunol Inflamm, 2019, 27(7): 1067 – 1070.

[3] Watt KG, Swarbrick HA. Trends in microbial keratitis associated with orthokeratology[J]. Eye Contact Lens, 2007, 33(6 Pt 2): 373 – 377, 382.

[4] Chen KH, Kuang TM, Hsu WM. Serratia marcescens corneal ulcer as a complication of orthokeratology[J]. Am J Ophthalmol, 2001, 132(2): 257 – 258.

病例 47　RGP 镜矫正角膜大散光

一、病例介绍

患者男性,12岁,因散光戴镜不适于2019年10月27日就诊于我院。否认全身和其他眼部病史。否认手术史、外伤史。

二、诊疗过程

1. 眼科检查　见病例47表1和病例47图1、病例47图2。

2. 诊断　屈光不正(双眼)。

3. 诊疗意见　建议验配RGP。

4. RGP验配　该患者散光较大,尝试试戴常规RGP试戴片,荧光素染色后观察

RGP眼镜与角膜整体接触不佳,角膜中央接触尚可,上下方边弧翘起,不能良好定位角膜中央,因下方边缘翘起较大,有丢片的可能。跟患者家长沟通后,根据角膜形态,综合验光结果定做复曲面设计RGP,右眼:8.03/7.10 −1.00D/−7.75D 9.90mm;左眼:8.01/7.16 −2.00D/−9.00D 9.90mm。

配戴RGP 1周检查:双眼视力1.0,右眼电脑验光−0.50DS/−0.25DC×140°,左眼+1.25DS−/1.25DC×125°,镜片居中,活动度良好,各弧段染色清晰,边缘尚可,未见角膜上皮点染(病例47图3、病例47图4)。

病例47表1　眼科检查结果

检查	右眼(OD)	左眼(OS)
视力	0.1	0.1
眼压	16mmHg	15mmHg
结膜	(−)	(−)
角膜	(−)	(−)
角膜曲率	K1:42.25D@1°	K1:42.00D@177°
	K2:48.00D@91°	K2:48.20D@87°
电脑验光	−1.25DS/−8.00DC×5°	−1.75DS/−8.50DC×180°
显然验光	−1.00DS/−7.50DC×5°=0.9	−2.00DS/−8.00DC×180°=0.8[+]
轴长	25.62mm	25.83mm
眼底	(−)	(−)

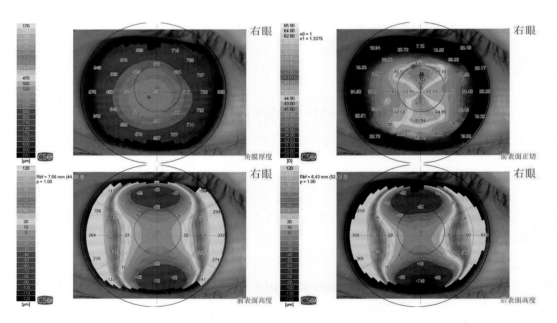

病例47图1　右眼角膜地形图

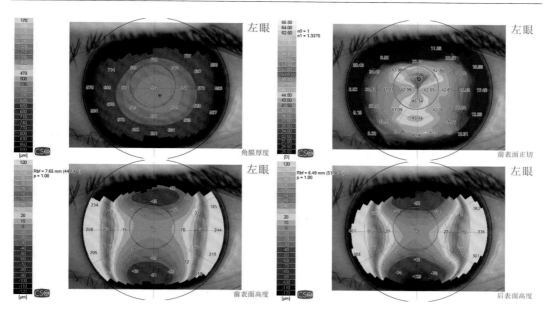

病例 47 图 2　左眼角膜地形图

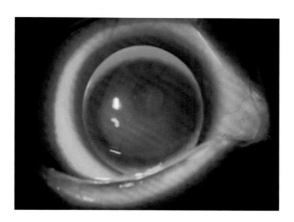

病例 47 图 3　右眼戴镜荧光染色图

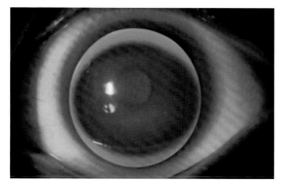

病例 47 图 4　左眼戴镜荧光染色图

三、病例分析

对于散光来说，其光学矫正方法有三种：框架眼镜、角膜接触镜和角膜屈光手术[1]。框架眼镜存在物像放大，高度柱镜可产生畸变，双眼散光度数及轴向的差异，配戴框架眼镜会因双眼物像大小不一，无法保持双眼物像的融合和双眼立体视功能[2]，引起配戴者出现视疲劳、复视等症状。

RGP 镜片是新一代的角膜接触镜，由于其质地较硬的材料特性，在配戴时通过较好地维持镜片自身形状，形成镜片 – 泪液 – 角膜 – 房水这一新的光学系统，发挥泪液透镜效应，能矫正绝大部分的角膜散光[3]。由于 RGP 的物像放大作用小，因此散光眼与健眼之间的视网膜像大小差异很小，配戴舒适性和持久性大为提高，双眼视功能能够较好地建立[2]。而且 RGP 镜片材质氧通透性高，使用安全，护理简便。因此，成为散光眼提高视力的有效途径。

本结果显示，RGP 镜片用于矫正大散光有着明显的优势，配戴 RGP 后的视力优于框架眼镜的矫正视力。作者在临床中发现个别患者配戴 RGP 的视力值低于配戴框架眼镜是因为眼内剩余散光的存在，这是无法用球性 RGP 矫正的，需要用到 TORIC 设计的散光角膜接触镜[4]。采用配戴 RGP 的非手术疗法矫正散光，既有效提高了患者的散光眼视力，又尽量重建了双眼视功能，还能满足其外观需求，值得推广与应用。

参 考 文 献

[1] 李凤鸣. 眼科全书[M]. 北京：人民卫生出版社，1996：2619.

[2] 吕帆. 角膜接触镜学[M]. 北京：人民卫生出版社，2004：148.

[3] 王静，谢培英，郑英德，等. 透气性硬性角膜接触镜矫治屈光不正的效果[J]. 眼视光学杂志，2002，4(2)：78.

[4] 钟兴武. 实用隐形眼镜学[M]. 北京：科学出版社，2004：118.

第五章 高度近视合并其他眼病

病例48 豹纹状眼底

一、病例介绍

患者李某某,男,21岁,2013年4月24日就诊。近视要求准分子激光手术。

二、诊疗过程

1. 眼部检查 视力:右眼0.1,(−6.25DS/−0.75DC×16°)矫正视力1.0,左眼0.15,(−5.75DS/−0.75DC×18°)矫正视力1.0;眼压:右眼20mmHg,左眼17mmHg;双眼前节(−),双眼视盘界清,色红润,盘周萎缩弧,A/V约2/3,豹纹状眼底改变,视网膜红润,黄斑中心凹反光可见(病例48 图1)。

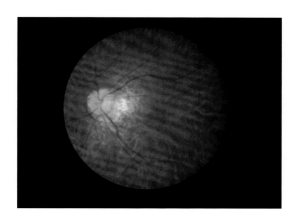

病例48 图1　左眼底彩照:豹纹状眼底2级

2. 诊断 高度近视。

3. 治疗原则

(1)配镜矫正视力。

(2)屈光度稳定可以行角膜屈光手术,首选低负压的手术方式。

（3）观察眼底。

三、病例分析

豹纹状眼底（tessellated dundus）是指除盘周区域外的眼底后极部透见脉络膜大血管，原因可能为视网膜色素上皮层功能不良，透见性增加。豹纹状眼底改变多见于高度近视眼底病变，此外豹纹状眼底改变与原发性开角型青光眼、年龄相关性黄斑变性（age - related macular degeneration，AMD）等多种眼部疾病相关。

豹纹状眼底改变根据主观观察分为 4 级，未透见脉络膜大血管为 0 级；轻度透见为 1 级，可透见少量脉络膜中大血管，血管边缘清晰；中度透见为 2 级，透见的脉络膜血管密度大于轻度，血管边缘清晰；重度透见为 3 级，透见的脉络膜血管密度大于中度，血管有重叠，部分血管边缘不清晰。

豹纹状眼底改变程度与黄斑中心凹下脉络膜厚度（subfoveal choroidal thickness，SF-CT）呈负相关，与年龄呈正相关，与性别有关，与轴长呈正相关，与屈光度呈负相关。豹纹状眼底改变属于早期的高度近视眼底病变，近视屈光度数增加是豹纹状眼底改变的危险因素。Hayashi 等的研究发现，13.4% 的具有豹纹状眼底改变的高度近视眼将会发展为高度近视性黄斑病变。

病例 49　弥漫性脉络膜视网膜萎缩

一、病例介绍

患者高某某，男，30 岁，2017 年 4 月 24 日就诊。近视要求准分子激光手术。

二、诊疗过程

1. 眼部检查　视力：右眼 0.1，（ -6.75D/ -0.75D×16°）矫正视力 0.6，左眼 0.08，（ -7.75D/ -0.75D×18°）矫正视力 0.6；眼压：右眼 15mmHg，左眼 17mmHg；双眼前节（ - ），双眼视盘界清，色红润，盘周萎缩弧，A/V 约 2/3，黄斑区弥漫性脉络膜视网膜萎缩，视网膜红润，黄斑中心凹反光不明（病例 49 图 1）。

2. 诊断

（1）双眼病理性近视。

（2）双眼近视性黄斑病变。

3. 治疗　配镜矫正视力，观察眼底。

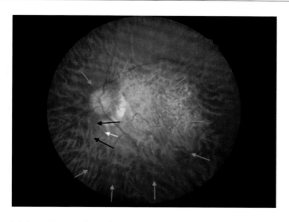

病例 49 图 1　左眼底彩照，弥漫性脉络膜视网膜萎缩

注：蓝箭头示弥漫性脉络膜视网膜萎缩；白箭头示视盘周围 γ - 区（gamma zone），定义为视盘颞侧白色区域，该区域内脉络膜毛细血管、中等大小血管及 RPE 缺失；黑箭头示视盘周围 δ - 区（delta zone），在视盘边缘，特征为在 δ - 区外围与 γ - 区有一条清晰的分界线，近似平行于视盘边缘，位置紧邻 Zinn - Haller 环。δ - 区色泽比 γ - 区暗，与组织退行性变程度有关。对近视性黄斑病变分类时关注视盘周围 γ - 区与近视性黄斑病变黄斑区斑片状脉络膜视网膜萎缩的鉴别

三、病例分析

病理性近视（pathological myopia，PM）是指部分高度近视患者随着年龄的增大，眼轴增长，屈光度逐渐加深，发生不同程度视网膜脉络膜组织病理性改变的高度近视。病理性近视的结构改变包括后巩膜葡萄肿、视盘周围改变及近视性黄斑病变（myopic maculopathy）等。近视性黄斑病变又称为近视性黄斑变性（myopic macular degeneration，MMD），然而，尽管近视性黄斑病变是 PM 视力损害的主要原因，但直到近几年，才被一致的定义。2015 年 WHO 全球近视眼研究会议联合报告中提出近视性黄斑病变的诊断标准：即指局灶性或弥漫性黄斑萎缩，伴或不伴漆裂样纹、脉络膜新生血管（choroidal neovascularization，CNV）、Fuchs 斑。国际病理性近视研究小组的 meta 分析（international Meta - Analysis for PM study group，META - PM study group）将近视性黄斑病变进行统一的分类和分级，命名为近视性黄斑病变国际摄影分类分级系统（International Photographic Classification and Grading System for myopic maculopathy，IPCGS - MM），并达成共识：分类 0，无近视性视网膜退行性变（no macular lesions）；分类 1，豹纹状眼底（tessellated dundus）；分类 2，弥漫性脉络膜视网膜萎缩（diffuse chorioretinal atrophy）；分类 3，斑片状脉络膜视网膜萎缩（patchy chorioretinal atrophy）；分类 4，黄斑萎缩（macular atrophy）。附加病变：漆裂样纹（lacquer cracks），近视性脉络膜新生血管（myopic choroidal neovascularization，mCNV）和 Fuchs 斑（Fuchs spot）。

弥漫性脉络膜视网膜萎缩定义为后极部黄白色病变，透见瓷白色巩膜，边界不清，由于 RPE 萎缩引起。高度近视由于眼轴进行性增长，视网膜色素上皮色素丢失，脉络膜萎缩变薄，毛细血管萎缩，透见大血管，眼底呈红褐相间的粗大条纹，称之豹纹状眼底，眼轴进一步增长，机械牵拉可导致 RPE - Bruch 膜复合体及脉络膜毛细血管裂伤瘢痕修

复,出现漆裂样纹。继续发展则进展到弥漫性脉络膜视网膜萎缩阶段,表现为边界不清的黄白色萎缩性改变,透见瓷白色的巩膜,一般视力受损不严重。

病例50　斑片状脉络膜视网膜萎缩

一、病例介绍

患者李某某,男,32岁,2012年7月2日就诊。因近视要求准分子激光手术。

二、诊疗过程

1. 眼部检查　视力:右眼0.06,(−8.75D/−0.75D×16°)矫正视力0.6,左眼0.05,(−8.75D/−0.75D×18°)矫正视力0.6;眼压:右眼13mmHg,左眼14mmHg;双眼前节(−),双眼视盘界清,色红润,盘周萎缩弧,A/V约2/3,后极部多处斑片状脉络膜视网膜萎缩斑,视网膜红润,黄斑中心凹反光不明(病例50图1)。

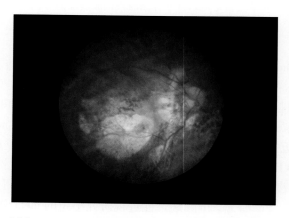

病例50图1　右眼底彩照:斑片状脉络膜视网膜萎缩

2. 诊断
(1)双眼病理性近视。
(2)双眼近视性黄斑病变。

3. 治疗经过　配镜矫正视力,观察眼底。

三、病例分析

斑片状脉络膜视网膜萎缩定义为黄斑区单个或多个灰白色萎缩斑,边界清楚,由弥漫性脉络膜视网膜萎缩发展形成。当脉络膜毛细血管丧失,椭圆体带变性,脉络膜视网膜萎缩呈边界清楚的灰白色,即斑片状脉络膜视网膜萎缩,视力损伤加重。斑片状脉络膜视网膜萎缩分为3型:漆裂样纹型,伴弥漫性脉络膜视网膜萎缩型和后巩膜葡萄肿边缘型。最后脉络膜新生血管形成,发展为黄斑萎缩,或斑片状萎缩融合进展为黄斑萎缩。CNV周围瘢痕形成,色素增生,即 Fuchs 斑。豹纹状眼底、弥漫性脉络膜视网膜萎缩、斑片状脉络膜视网膜萎缩和漆裂样纹均可合并 CNV,但研究显示漆裂样纹和斑片状萎缩眼底发生 CNV 比率增高。

病例 51　近视脉络膜新生血管病

一、病例介绍

患者李某某,男,39 岁,2012 年 7 月 2 日就诊。因近视要求准分子激光手术。

二、诊疗过程

1. 眼部检查　视力:右眼 0.04,(−9.75D/ −0.75×16°)矫正视力 0.6,左眼 0.02,(−10.75D/ −0.75D×18°)矫正视力 0.1,眼压:右眼 14mmHg,左眼 16mmHg;双眼前节(−),双眼视盘界清,色红润,盘周萎缩弧,A/V 约 2/3,右眼斑片状脉络膜视网膜萎缩,左眼黄斑萎缩,黄斑区 CNV 伴出血、色素沉着(病例 51 图 1)。

2. 诊断

(1)左眼近视脉络膜新生血管病。

(2)双眼病理性近视。

(3)双眼近视性黄斑病变。

3. 治疗经过　玻璃体腔注射雷珠单抗 0.5mg,每月 1 次,连续 3 次。

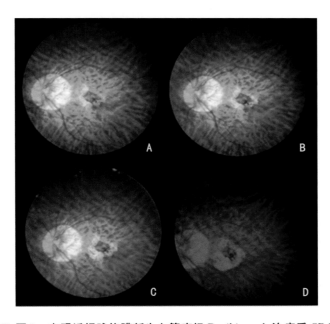

病例 51 图 1　左眼近视脉络膜新生血管病经 Ranibizumab 治疗后 CRA 进展

a、b、c、d 分别为 ranibizumab 治疗前、治疗后 1 个月、治疗后 3 个月和治疗后 24 个月,结果显示与 CNV 相邻脉络膜视网膜萎缩扩大。

三、病例分析

近视脉络膜新生血管(choroidal neovascularization，CNV)是近视性黄斑病变导致视力丧失最常见的类型之一。近视 CNV 发病率占高度近视的 5% ~ 11%，不幸的是主要影响工作人群，对社会和家庭造成严重的经济负担。目前对近视 CNV 的一线治疗为玻璃体腔注射抗血管内皮生长因子(anti - vascular endothelial growth factor，anti - VEGF)药物。多项大型临床试验显示，抗 VEGF 药物治疗近视 CNV，短期提升视力明显，远期视力逐渐下降到基线水平。统计分析显示长期随访视力的下降，与 CNV 相关脉络膜视网膜萎缩的进展密切相关。

近年来，抗 VEGF 药物治疗与脉络膜视网膜萎缩(chorioretinal atrophy，CRA)进展的关系引起关注，未经治疗的近视 CNV 随访 5 年，CRA 进展发生率为 96.3%，远期视力预后差，主要与 CNV 相邻 CRA 进展有关。而抗 VEGF 治疗后 CRA 进展发生率在 29.3% ~ 73%，与随访时间长短有关，Hayashi 等研究显示中心凹下 CNV 发生 CRA 进展率及 CRA 面积均高于非中心凹下 CNV，提示中心凹下 CNV 发生 CRA 风险增高。Lee 等研究发现，抗 VEGF 治疗后 2 年，30% 的近视 CNV 眼发生 CRA 进展，随着随访时间延长，CRA 进展发生率增高，但主要发生在抗 VEGF 治疗后 2 年内，因此考虑与 CNV 消退有关。未来，进一步的保护措施或更优越的治疗方案有待进一步研究，以抑制 CNV 瘢痕化形成及阻止 CRA 进展，以促进远期解剖预后和视功能改善。

病例 52　周边视网膜裂孔

一、病例介绍

患者王某某，男，32 岁，2020 年 1 月 22 日就诊。左眼前黑影飘动 1 周。

二、诊疗过程

1. 眼部检查　视力：右眼 0.1，(−5.75D/ −0.75D×16°)矫正视力 1.0，左眼 0.12，(−5.75D/ −0.75D×18°)矫正视力 1.0，眼压：右眼 13mmHg、左眼 12mmHg；双眼前节(−)，双眼视盘界清，色红润，颞侧萎缩弧，A/V 约 2/3，眼底豹纹状改变，左眼 2 点钟位周边视网膜见一圆形裂孔，约 1PD，周围视网膜下积液(病例 52 图 1)，3 点钟位颞侧周边视网膜变性，其上见一圆形裂孔，约 1PD(病例 52 图 2)。

2. 诊断

(1)双眼高度近视。

(2)左眼周边视网膜裂孔。

3. 治疗　左眼视网膜激光光凝治疗。2020 年 1 月 30 日复诊，左眼底视网膜裂孔周围见激光斑，颞上方 2 点钟位裂孔周围视网膜下积液吸收(病例 52 图 3、病例 52 图 4)。

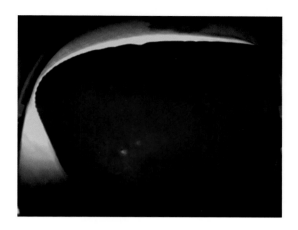

病例 52 图 1　左眼底彩照：2 点钟位周边视网膜见一圆形裂孔，约 1PD，周围视网膜下积液

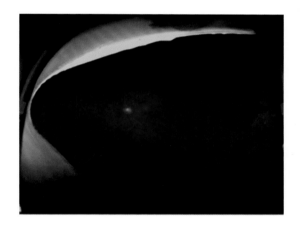

病例 52 图 2　左眼底彩照：3 点钟位颞侧周边视网膜变性，其上见一圆形裂孔，约 1PD

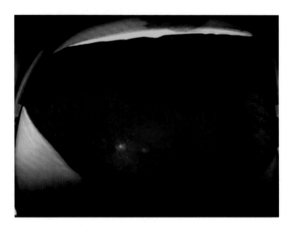

病例 52 图 3　左眼底彩照：2 点钟位周边视网膜裂孔周围见激光斑

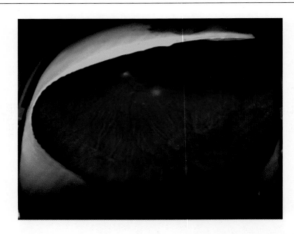

病例 52 图 4　左眼底彩照：3 点钟位颞侧周边视网膜变性周围见激光斑

三、病例分析

在近视眼的患者中，视网膜干性裂孔或变性合并裂孔是否应进行预防性视网膜激光治疗，历来存在分歧。在近视眼的患者中，由于眼轴加长，视网膜组织尤其是周边部视网膜组织的变性及玻璃体的牵拉作用。视网膜裂孔的存在是孔源性视网膜脱离（rhegmatogenous retinal detachment，RRD）发生的重要原因，液化的玻璃体进入视网膜下腔，引起视网膜脱离，约有 1/3 的视网膜裂孔发展为孔源性视网膜脱离，尽管通过各种现代手术已可使这一致盲性眼病拥有较高的解剖复位成功率，但是术后视功能的恢复有时却难以尽如人意，故早期发现及封闭视网膜裂孔是有效预防 RRD 发生、维护良好视功能的关键。激光光凝所造成的血 - 视网膜屏障的损伤轻，引起增生性玻璃体视网膜病变的危险性也较低。

病例 53　孔源性视网膜脱离（一）

一、病例介绍

患者程某某，男，36 岁。2016 年 11 月 9 日就诊。右眼前黑影遮挡 3 天。既往双眼高度近视 20 余年。

二、诊疗过程

1. 眼部检查　视力：右眼 0.06，（ - 7.25DS/ - 1.25DC × 5°）矫正视力 0.8，左眼 0.12，（ - 8.00DS/ - 0.50DC × 180°）矫正视力 1.0，眼压：右眼 12mmHg、左眼 14mmHg；双眼前节（ - ）；右眼视盘界清，色红润，颞侧萎缩弧，A/V 约 2/3，眼底豹纹状改变，1 ~ 8 点半钟位视网膜呈青灰色隆起，其上血管迂曲，视网膜下见黄白色点状沉着物，1 点半钟位周边视网膜一圆形裂孔（病例 53 图 1），左眼视盘界清，色红润，颞侧萎缩弧，A/V

约2/3，眼底豹纹状改变，黄斑中心凹反光可见。

2. 诊断

（1）右眼孔源性视网膜脱离。

（2）双眼高度近视。

3. 治疗　右眼巩膜外冷凝压垫术。2019年1月14日（术后2年余）复诊，右眼视网膜复位，鼻上方巩膜压嵴，裂孔位于压嵴上，嵴上视网膜萎缩伴色素沉着（病例53图2）。

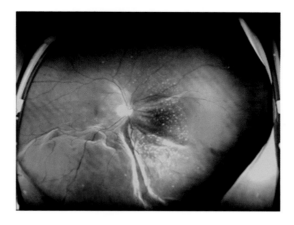

病例53图1　右眼底彩照

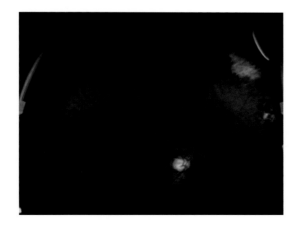

病例53图2　右眼底彩照：术后2年余复诊

三、病例分析

高度近视患者需要常规矫正视力及眼底检查，若能及时发现视网膜变性及裂孔，应及时进行视网膜激光光凝治疗。若已发生视网膜脱离，应及时手术复位视网膜，以免视网膜脱离范围扩大及发生增生性玻璃体视网膜病变。

高度近视合并RRD的患者术前需要保持平卧休息，减少眼球活动加大视网膜脱离范围，根据患者病情不同，灵活掌握手术方式，以降低术后并发症，提高手术成功率和视网膜复位率。

孔源性视网膜脱离治疗原则在于术前及术中发现并封闭所有的视网膜裂孔，松解甚至解除玻璃体视网膜牵拉，使脱离的视网膜在解剖复位的基础上，视功能能得以最大限度的恢复，手术方式分为玻璃体切除和巩膜外加压术。年轻人组织再生能力强，玻璃体切除术后发生增生性玻璃体视网膜病变概率较高，并且存在引起血-视网膜屏障破坏、并发性白内障、医源性视网膜裂孔的形成等并发症。对于青少年屈光间质透明度高，玻璃体液化不明显，视网膜裂孔<1PD、单个或多个聚在一起、位于赤道部以前，边缘无翻卷，视网膜脱离范围局限，视网膜活动度好的青少年患者，优先选用巩膜外加压术。

巩膜外加压术中，视网膜的成功复位，跟术中准确找到视网膜裂孔位置，进行适度冷凝、完全释放视网膜下液体密不可分，释放视网膜下液过程中可能造成视网膜下出血或张力低需要精湛的技术，并且术中需要根据裂孔的数量、大小、形状、位置选择加压物的长度和宽度，术中预置巩膜缝线时需要避免意外放液以及医源性视网膜裂孔。本患者虽然视网膜脱离范围大，但视网膜裂孔小，位于赤道前，视网膜活动度好，是巩膜外加压术成功复位视网膜的关键。

病例 54　孔源性视网膜脱离（二）

一、病例介绍

患者王某某，男，45岁，2019年9月3日就诊。主诉左眼视物不清2周。既往双眼高度近视。

二、诊疗过程

1. 眼部检查　视力：右眼0.06，（-10.00D/-1.75D×20°）矫正视力1.0，左眼眼前手动，（-8.75D/-2.00D×15°）矫正视力无助，眼压：右眼15mmHg，左眼13mmHg；双眼前节（-）；右眼视盘界清，色红润，颞侧萎缩弧，A/V约2/3，眼底豹纹状改变，黄斑中心凹反光可见；左眼视盘界清，色红润，颞侧萎缩弧，A/V约2/3，眼底豹纹状改变，1~6点钟位视网膜呈青灰色隆起，其上血管迂曲，可见视网膜皱襞，9点钟位周边视网膜变性，其上一圆形裂孔（病例54图1）。

2. 诊断　左眼孔源性视网膜脱离（PVR C2）。

3. 治疗　左眼玻璃体切割联合硅油注入术。2019年9月11日（PPV术后1周）复诊，左眼视网膜复位，颞侧周边视网膜裂孔闭合，变性区及裂孔周围见激光斑（病例54图2）。2020年1月1日给予左眼硅油取出术。2020年1月8日（硅油取出术后1周）复诊，左眼玻璃体腔见一气泡，视网膜复位，颞侧周边视网膜见激光斑伴色素沉着（病例54图3）。

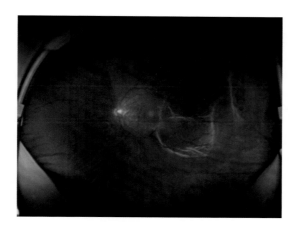

病例 54 图 1　左眼底彩照 (2019 – 09 – 03)

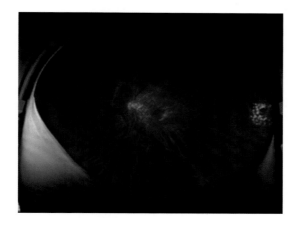

病例 54 图 2　左眼底彩照 (2019 – 09 – 11)

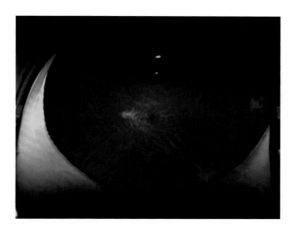

病例 54 图 3　左眼底彩照 (2020 – 01 – 08)

三、病例分析

增生性玻璃体视网膜病变（proliferative vitreoretinopathy，PVR）是孔源性视网膜脱离常见的并发症，它是孔源性视网膜脱离后在玻璃体内和视网膜内外表面形成的收缩性纤维细胞膜。大约占孔源性视网膜脱离手术患者的10%左右。在术前，PVR形成使视网膜脱离变得更加复杂，同时也是孔源性视网膜脱离手术方式选择的主要依据之一。

手术是孔源性视网膜脱离唯一的治疗方法。手术原则在于封闭所有的视网膜裂孔，使脱离的视网膜神经上皮与色素上皮重新贴附，消除或缓解玻璃体视网膜牵拉，在获得视网膜解剖复位的基础上，最大限度地恢复视网膜功能。目前，对于孔源性视网膜脱离伴有严重增生性玻璃体视网膜病变病例首选玻璃体切割术以直接解除玻璃体牵引、剥除增生膜得到共识。随着玻璃体切割技术及设备不断改进，手术创伤越来越小，使玻璃体切割术的应用范围越来越广。对于年轻患者，巩膜扣带术可作为首先手术方式以尽量避免术后并发性白内障的发生；年龄较大患者或术前已存在白内障的患者，在技术条件允许的情况下，玻璃体切割联合白内障手术可作为首先手术方式以减少手术的风险和患者社会经济负担。

病例 55 高度近视合并开角型青光眼

一、病例介绍

患者男性，22岁。主因双眼近视17年余，于2020年3月14日就诊要求摘镜。既往戴镜矫正近视17年余，近2年屈光度稳定。否认全身疾病史。否认眼部外伤及全身外伤史。否认过敏史。否认青光眼家族史。

二、诊疗过程

1. 检查　入院后完善相关检查，眼科基本检查情况如下（病例55表1）；角膜形态及厚度未见明显异常（病例55图1a、图1b，病例55图2a、图2b），患者眼压高，完善视野检查，结果显示双眼生理盲点扩大（病例55图3）；视神经OCT检查示双眼视神经纤维层厚度各象限有不同程度变薄（病例55图4）。眼底彩照检查双眼视盘界清、色略淡，C/D右眼约0.7，左眼约0.5，视盘颞侧萎缩弧，动静脉走形正常，视网膜豹纹状改变，左眼周边视网膜变性，黄斑区反光不明（病例55图5）。房角镜检查：双眼开角。

病例 55 表 1　眼科基本检查结果

检查	右眼（OD）	左眼（OS）
远视力	0.06	0.05
眼压（压平眼压）	31mmHg（19mmHg）	28mmHg（20mmHg）
综合验光	$-6.75DS/-2.25DC \times 180° = 0.9$	$-8.50DS/-1.75DC \times 180° = 0.9$
眼前节检查	眼前节（－）	眼前节（－）
眼底	视盘界清、色略淡，C/D 约0.7，视盘颞侧萎缩弧，动静脉走形正常，视网膜豹纹状改变，黄斑区反光不明	视盘界清、色略淡，C/D 约0.5，视盘颞侧萎缩弧，动静脉走形正常，视网膜豹纹状改变，周边视网膜变性，黄斑区反光不明
OCT 角膜厚度	538μm	545μm
角膜曲率（Pentacam）	K1:41.3D@5.4° K2:43.4D@95.4°	K1:41.5@172.7° K2:43.4@82.7°
前房深度（Pentacam 测量）	3.49mm	3.51mm

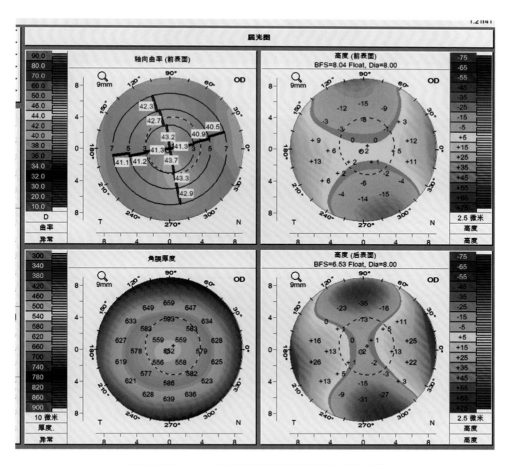

病例 55 图 1a　右眼角膜地形图检查形态大致正常

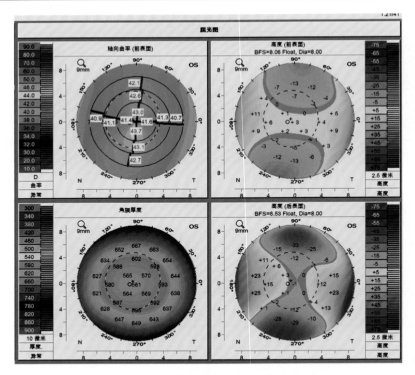

病例 55 图 1b　左眼角膜地形图检查形态大致正常

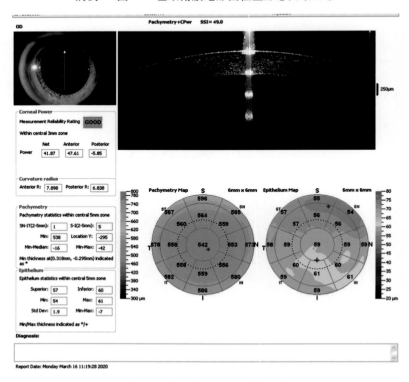

病例 55 图 2a　右眼前节 OCT 检查示角膜厚度正常

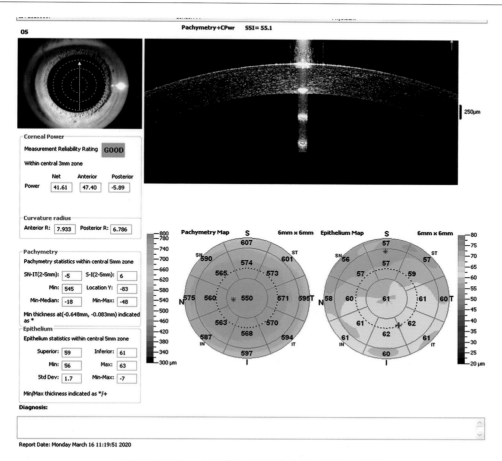

病例 55 图 2b　左眼前节 OCT 检查示角膜厚度正常

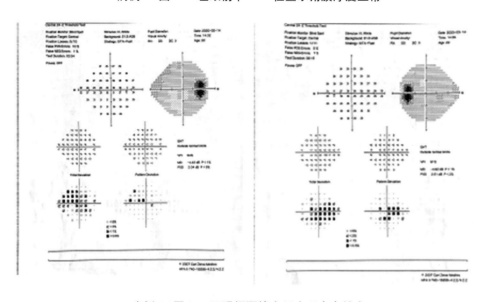

病例 55 图 3　双眼视野检查示生理盲点扩大

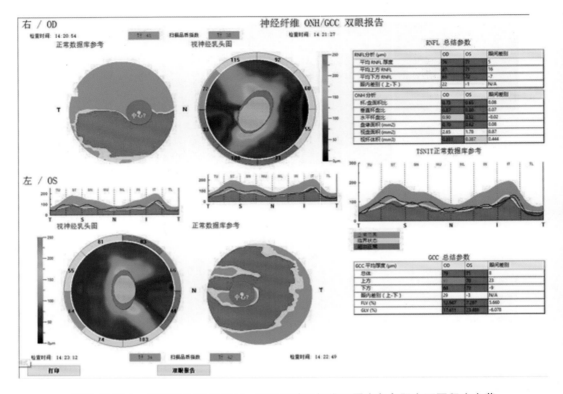

病例 55 图 4　视神经 OCT 检查示：双眼视神经纤维层厚度各象限有不同程度变薄

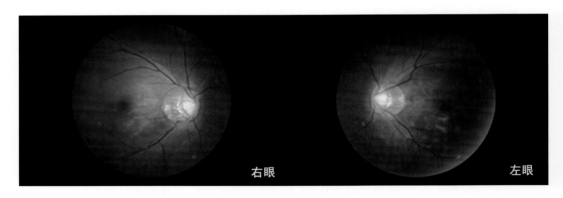

病例 55 图 5　双眼眼底彩照检查

2. 诊断

（1）屈光不正（双）。

（2）开角型青光眼（双）。

（3）高度近视视网膜病变（双）。

（4）视网膜变性（左）。

3. 治疗　给予他氟前列素滴眼液点双眼控制眼压，随诊观察。

三、病例分析

角膜屈光手术是矫正屈光不正的有效方法，已经在我国开展了 20 多年。手术前一系列的相关检查是决定能否行角膜屈光手术的关键。其中眼压检查在术前筛查、术后复查等方面都具有重要意义，而且决定着术中及术后的用药，有时甚至决定手术的成败和手术效果。

青光眼是世界性致盲性眼病之一，据统计，对于近视、青光眼家族史患者，其患病率较普通患者高出 2～3 倍。近视已经成为一个青光眼高危因素。所以，在进行角膜屈光手术术前筛查时，应特别注意这些高危因素，如近视（尤其高度近视）、青光眼家族史、视神经病变可疑等。此类高危的患者行角膜屈光手术时，术前应严格进行眼压监测、视神经及视野相关检查，告知患者高眼压的有关风险；详细记录患者术前及术中手术参数、注意术中及术后用药的选择，手术后需定期随访患者眼压及眼底情况。

高度近视合并开角型青光眼时，很可能会因为高度近视的部分特性而漏诊。高度近视带来的眼底改变，视乳头形状往往不规则，颜色淡白或苍白，很难确定视杯与视盘的具体情况，可能就会忽视视神经的病变；而且由于高度近视患者矫正的眼镜片使物像缩小，在进行视野检查时可能出现伪暗点，与开角型青光眼的特有视野改变不相符，这就加大了高度近视合并开角型青光眼的诊断难度。所以，高度近视患者就诊时，要重视眼压及眼底检查，重视视野与视神经的早期改变，术后对患者进行长期追踪与监测。

四、病例小结

1. 角膜屈光手术术前筛查眼压高的患者，要进一步细致地检查眼压波动、视野及视神经情况进行分析，判断高眼压的性质，随诊观察眼压及眼底，可根据患者实际结果决定是否可行角膜屈光手术，不能一律拒绝手术的可能。

2. 对高度近视合并开角型青光眼的患者一定要谨慎对待，重视眼压检查及眼底早期改变。行角膜屈光手术者术中及术后用药均需谨慎选择，术后长期随诊患者眼压及眼底情况。

第六章 其他典型病例

病例 56 PTK 治疗家族性角膜营养不良

一、病例介绍

患者男性，43 岁，双眼视物模糊 10 余年。患者于 10 余年前发现双眼视力下降，在外院就诊后诊断为"双眼角膜营养不良"，为求进一步治疗于 2014 年 5 月 26 日在我院第一次就诊。

否认全身疾病史。否认既往眼部及全身外伤史。否认瘢痕体质。存在角膜营养不良家族病史，该家系共查到 15 例，有症状及表型者 8 例，在各代连续遗传，其中男 4 例，女 4 例（病例 56 图 1）。

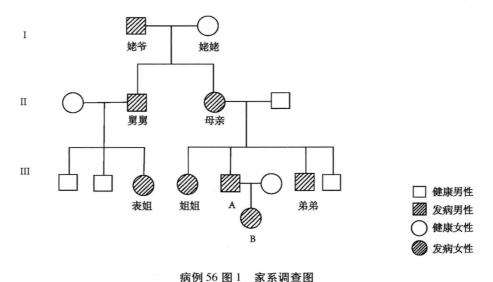

病例 56 图 1　家系调查图

二、第一次诊疗过程

1. 眼科基本情况检查　见病例 56 表 1、病例 56 图 2、病例 56 图 3。

病例 56 表 1　眼科检查情况

检查	右眼（OD）	左眼（OS）
视力	0.5	0.1
眼压	14.0mmHg	15.0mmHg
结膜	无充血	无充血
角膜	角膜上皮欠平整，呈不均匀、片状、灰白色色混浊，瞳孔颞侧显著	角膜上皮欠平整，不均匀、片状、灰白色混浊，瞳孔区显著
前房	深度适中，房水清	深度适中，房水清
虹膜	纹理清晰，色泽正常	纹理清晰，色泽正常
瞳孔	圆，3mm，光反射正常	圆，3mm，光反射正常
晶状体	密度增高，余后窥不清	密度增高，余后窥不清
眼底	窥不清	窥不清
验光	+0.25DS/+2.00DC×150°矫正不提高	+5.00DS=0.2
角膜厚度	545μm	569μm

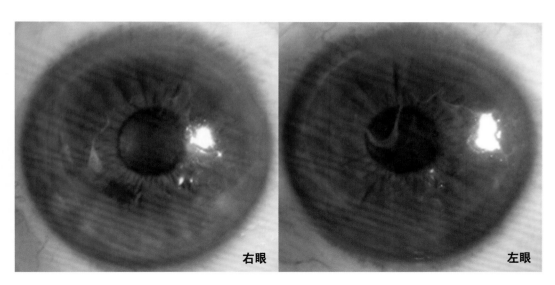

病例 56 图 2　双眼前节照相检查，角膜不均匀混浊，左眼明显

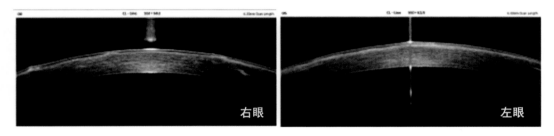

病例 56 图 3　双眼前节 OCT 检查，混浊密度不均，侵及上皮、前弹力层及局部浅基质层

2. 手术治疗经过　完善检查后于 2014 年 5 月 27 日使用 750Hz 阿玛仕准分子激光仪(德国 Schwind 公司)左眼 PTK 手术治疗，分 2 次切削，切削区分别为 8.5mm 和 8mm，切削深度分别为 80μm 和 10μm，剩余基质床厚度 479μm，术毕 BSS 液冲洗后配戴角膜接触镜，术后常规抗生素、激素类滴眼液点眼，维生素 C 片 500mg，2 次/日口服。术后第 2 天可见角膜混浊区明显减少、透明度良好(病例 56 图 4)，术后第 5 天上皮愈合后取出角膜接触镜，视力 0.2，角膜光滑透明，局部浅基质可见少许混浊，随诊至术后 3 个月，左眼视力 0.25，验光 − 5.00DS/ − 1.00DC × 110° = 0.6[+]，角膜透明度良好，OCT 可见角膜前部密度均一(病例 56 图 5)。

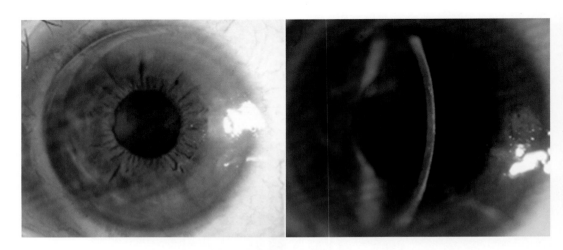

病例 56 图 4　左眼 PTK 术后第 2 天角膜情况

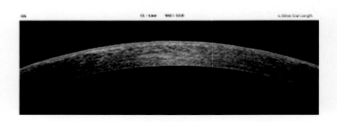

病例 56 图 5　左眼 PTK 术后前节 OCT 检查情况

三、第二次诊疗过程

患者因"右眼角膜被报纸划伤后视力下降 2 个月"于 2016 年 4 月 21 日就诊，要求行右眼手术。眼专科检查如病例 56 表 2、病例 56 图 6、病例 56 图 7。

病例 56 表 2　双眼专科检查结果

检查	右眼（OD）	左眼（OS）
视力	0.1	0.4
眼压	测不出	14.0mmHg
结膜	无充血	无充血
角膜	角膜中央及颞侧上皮不规则，呈灰白色混浊，瞳孔区略上方可见上皮缺损约1mm，颞侧角膜新生血管长入	角膜浅层轻度灰白色混浊
前房	深度适中，房水清	深度适中，房水清
虹膜	纹理清晰，色泽正常	纹理清晰，色泽正常
瞳孔	圆，3mm，光反射正常	圆，3mm，光反射正常
晶状体	密度增高，余后窥不清	密度略高
眼底	窥不清	未见异常
验光	$+1.25DS/-0.50DC\times95°=0.1^{-}$	$-1.00DS/-2.00DC\times105°=0.4^{+}$
OCT 角膜厚度	585μm	519μm

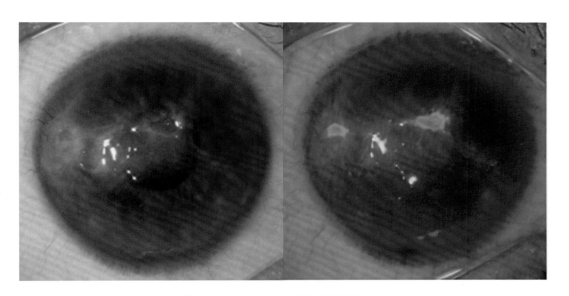

病例 56 图 6　右眼前节照相及角膜荧光染色

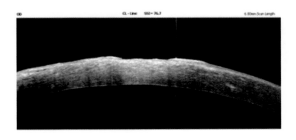

病例 56 图 7　右眼角膜前节 OCT，角膜上皮局部缺损，水肿混浊，浅基质层混浊

完善检查后于 2016 年 4 月 22 日行右眼 PTK 治疗，术中根据病变情况共分 3 次切削，切削区分别为 8.5mm、6mm 和 5mm，切削深度分别为 90μm、50μm 和 10μm，剩余基质床厚度 435μm，术毕 BSS 液冲洗后配戴角膜接触镜，术后即刻角膜透明度情况如病例 56 图 8。术后第 3 天可见角膜表面光滑，混浊区较术前明显减少、透明度良好（病例 56 图 9、病例 56 图 10）。常规使用抗生素联合激素治疗，术后 1 个月，右眼视力 0.3，随后失访，电话回访诉双眼视力均良好。

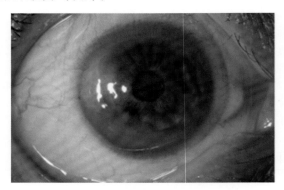

病例 56 图 8　右眼角膜 PTK 术后即刻眼前段照相检查

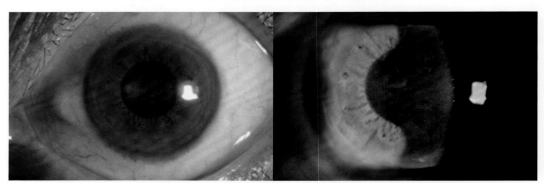

病例 56 图 9　右眼 PTK 术后 3 天眼前段照相检查

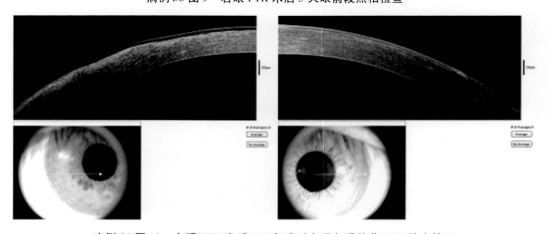

病例 56 图 10　右眼 PTK 术后 3 天复诊时右眼角膜前节 OCT 检查情况

病例57 PTK联合PRK治疗角膜移植术后营养不良复发

一、病例介绍

患者女性，33岁。左眼角膜移植术后视物模糊10余年。患者自幼因"双眼角膜营养不良"视物模糊，于2000年在外院行左眼角膜移植术，自述术后早期视力尚可，但近几年视力明显下降。2018年8月13日来我院就诊，要求手术提高左眼视力。

既往史：2015年5月17日在我院行右眼PTK手术。有家族性角膜营养不良病史。否认眼部疾病史、眼外伤、全身病史及青光眼家庭史，否认瘢痕体质。

二、诊疗过程

1. 眼部基本情况检查 见病例57表1、病例57图1、病例57图2。

2. 手术治疗经过 完善检查后于2018年8月14日使用Mel-80准分子激光仪（德国Zeiss公司）首先行左眼PTK治疗，根据OCT测量深度，设置切削区7.75mm，切削深度80μm，然后再行PRK治疗，激光治疗参数 -3.00DS/-2.75DC×170°，光学区6.5mm，切削深度97μm，剩余基质床厚度384μm，术毕BSS液冲洗后配戴角膜接触镜。术后即刻可见中央切削区混浊明显减少、角膜透明（病例57图3）。

病例57表1 眼部一般检查

检查	右眼（OD）	左眼（OS）
视力	0.3[+]	0.1
眼压	15mmHg	14mmHg
结膜	无充血	无充血
角膜	浅层弥漫性、灰白色混浊，密度不均	植片、植床均呈灰白色混浊，密度不均，融合成地图状
前房	深度正常	深度正常
晶状体	透明	隐约可见透明
眼底	未见异常	窥不清
角膜厚度	483μm	561μm
验光	$+0.25DS/-2.25DC\times35° = 0.3^+$	$-5.50DS/-3.50DC\times170° = 0.25$
角膜曲率（Pentacam）	测不出	测不出

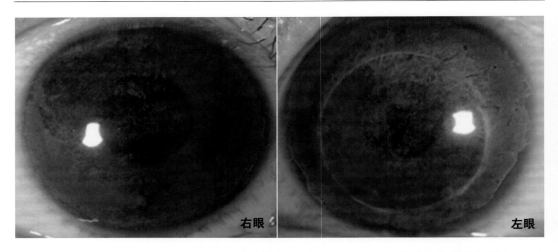

病例 57 图 1　双眼前节照相：可见双眼角膜浅层呈灰白色混浊，左眼角膜植片及植床均混浊

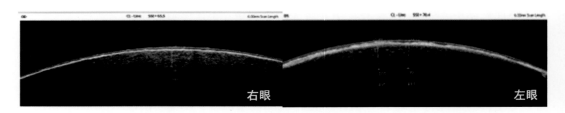

病例 57 图 2　双眼前节 OCT

右眼 PTK 术后 3 年角膜病变区可见混浊复发，侵及上皮下及前弹力层；左眼角膜移植术后 18 年，病变区密度不均，侵及上皮下及浅基质层。

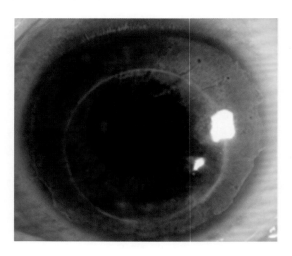

病例 57 图 3　术后即刻可见角膜中央切削区透明

术后常规使用抗生素激素滴眼液，1 周后上皮愈合取出角膜接触镜，检查左眼视力 0.6⁻，验光 −0.50DS/ −0.25DC ×100° = 0.6，角膜植片在位，激光切削区域光滑透明，

OCT 可见角膜混浊区基本消失(病例 57 图 4)。

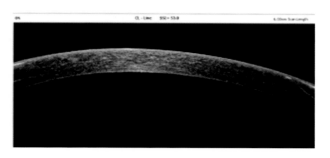

病例 57 图 4　左眼术后 1 周前节 OCT 检查

术后 1 个月复诊,左眼视力 0.5,眼压 16mmHg,角膜植片在位、透明(病例 56 图 5)。随诊观察至术后半年,病情稳定。随后患者失访。

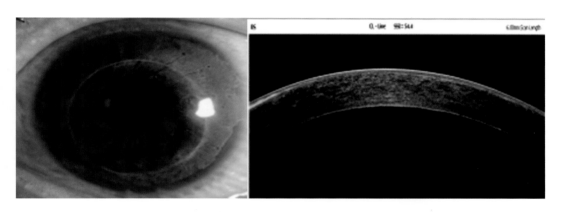

病例 57 图 5　左眼术后 1 个月角膜透明度及前节 OCT 检查情况

病例 58　颗粒状角膜营养不良行 PTK 治疗

一、病例介绍

患者男性,70 岁。双眼视物模糊 10 年,加重 1 年。患者 10 年前自觉双眼视物模糊,近一年加重,未治疗,于 2018 年 4 月 13 日来我院就诊,诊断为"双眼颗粒状角膜营养不良",要求手术治疗。

否认眼部外伤史及手术史。否认全身病史及家庭史。否认瘢痕体质。

二、诊疗过程

1. 眼科基本检查情况　见病例58表1、病例58图1、病例58图2。

病例58表1　眼科检查情况

检查	右眼（OD）	左眼（OS）
视力	0.1	0.1
眼压	16.0mmHg	20.0mmHg
结膜	无充血	无充血
角膜	眼角膜中央基质层呈颗粒状、盘状、雪花状白色混浊团块，界限清楚，病灶之间及周边部透明	同右眼
前房	深度正常,房水清	深度正常,房水清
晶状体	窥不清	窥不清
眼底	后极部红润,余窥不进	后极部红润,余窥不进
角膜/上皮厚度	542/75μm	543/67μm
电脑验光	验不出	验不出

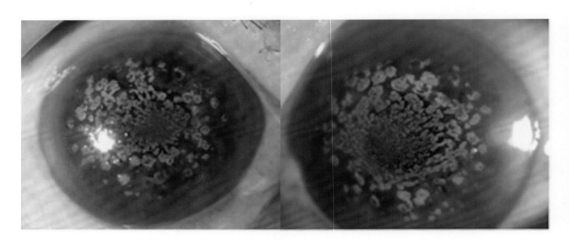

病例58图1　双眼前节照相，可见角膜中央白色混浊灶

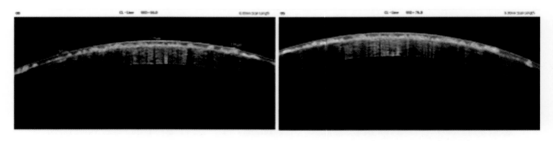

病例58图2　双眼角膜前节OCT，双眼角膜混浊区密度不均，侵及基质层

2. 检查治疗经过　完善检查后于2018年4月13日使用MEL80准分子激光仪行右眼PTK治疗，分5次切削，切削区分别为8mm、6mm、6.5mm、6mm、5.5mm，切削深度

分别为 100μm、50μm、20μm、20μm、20μm，剩余基质床厚度 332μm，术毕 BSS 冲洗后佩戴角膜接触镜。术后即刻可见角膜病变区基本被激光切削，透明度明显好转（病例 58图 3）。

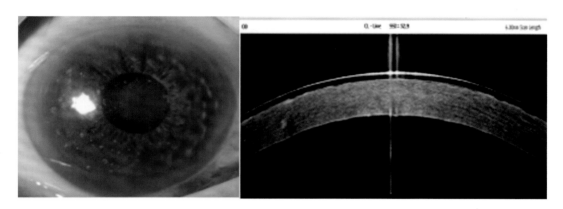

病例 58 图 3　右眼手术后即刻前节照相及 OCT 检查，角膜混浊基本切除

术后第 11 天右眼上皮愈合，取出角膜接触镜，检查视力 0.25$^+$，眼压 15mmHg，角膜基质可见少许白色混浊点，透明度良好。随诊至术后 5 个月，右眼视力为 0.8，验光 −0.50DC×115°，角膜透明（病例 58 图 4）。

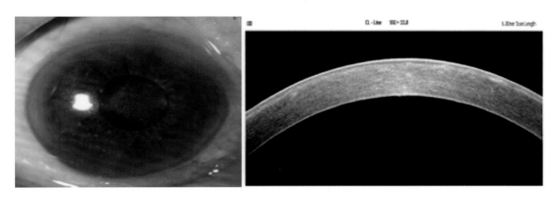

病例 58 图 4　右眼术后 5 个月前节照相及 OCT 检查，角膜透明度良好

附：病例讨论——PTK 治疗角膜营养不良

角膜营养不良是一组原发性、遗传性且具有病理学和组织学特征的少见的疾病，其特征表现为双眼角膜出现形态、性质各异的病理性沉着物，导致角膜混浊，视力下降甚至失明。常起病早，病情逐步进展，且多数双眼对称性受累，目前尚无确切的药物治疗手段[1~3]。

一、病因及分型

角膜营养不良的具体发病机制尚不清楚,通常受某种异常基因的决定,导致角膜结构和功能上出现进行性损害并发生病理学特征的组织改变。

临床上多采用解剖法,根据受累角膜层次将角膜营养不良分为角膜前部、实质部及后部角膜营养不良三类。不典型的角膜营养不良往往影响角膜多层。

对 TGFBI 基因进行分子遗传学分析是对遗传性角膜营养不良进行分类的新途径。分为Ⅰ型颗粒状角膜营养不良(GCD1)、Ⅱ型颗粒状角膜营养不良(GCD2,也称为阿韦利诺角膜营养不良)、Ⅰ型格子状角膜营养不良(LCD1)、Resi – Bücklers 角膜营养不良(RBCD)及 Thiel – Behnke 角膜营养不良(TBCD)。

二、临床表现

发生在上皮基膜的角膜营养不良,临床上女性患者较为常见,发病时主要症状是自发性、反复性的眼痛、畏光流泪等刺激症状,并有暂时性视力模糊,可发生反复性上皮剥脱。

颗粒状角膜营养不良通常在 10 ~ 20 岁发病,男女发病率无明显差别。患者可多年无症状,通常是在没有炎症和创伤的情况下出现双眼视力进行性下降,伴或不伴眼部其他症状,裂隙灯检查角膜中央区有不同表现的沉积物,如面包屑样、盘状或者地图状等,沉积物通常位于前弹力层或者浅基质层,病灶之间角膜透明。病变晚期患者可出现视力障碍,角膜混浊块间呈毛玻璃状混浊。

内皮营养不良多见于绝经期妇女,早期可无症状,当内皮功能失代偿时,可出现上皮和基质水肿,视力下降、虹视和雾视。大泡性角膜病变时则出现眼部疼痛、畏光和流泪。

三、治疗

疾病的早期若患者无症状无须治疗,如果出现畏光、流泪、眼痛等症状则需要给予人工泪液、角膜接触镜等对症治疗。当出现视力受损且损害进一步加重时,需要通过角膜移植术或准分子激光治疗性角膜切削术(PTK)给予手术干预。

PTK 手术主要利用准分子激光切削去除角膜浅层的病变组织,可以通过计算机精确控制切削范围和深度,改善角膜表面的不规则、缓解角膜病变引起的疼痛、畏光流泪等症状,对周围正常的角膜组织影响较小,而且能够明显地改善视功能。目前已经广泛应用于治疗复发性角膜上皮糜烂、角膜瘢痕、大泡性角膜病变以及角膜营养不良性等浅表角膜病变的治疗[4,5]。对于前部及基质层角膜营养不良的治疗,研究证实 PTK 既可以作为角膜营养不良的初始治疗,延迟或替代角膜移植术,也可以治疗板层或穿透性角膜移植术后植片复发的病例,且不影响植片的存活。

四、病例小结

上述三例角膜营养不良患者虽然具有不同的临床特点,但是病变均集中在浅表部位,使用 PTK 精确地削除了病变的角膜组织,术后角膜创面光滑,而且角膜上皮修复较为迅速,获得了较满意的临床效果。根据以往的研究及经验,对于病情较轻不影响视力的角膜前部营养不良患者,不建议行任何方式的准分子激光切削治疗;对于病情较重且视力受损显著的患者,在角膜厚度允许的前提下推荐行 PTK 治疗,手术前需要进行详尽的术前检查,借助 OCT 等设备精确测量病变的深度及角膜厚度,计算剩余基质床厚度,确保手术的安全性。对于存在近视的患者(如病例 57),可以在 PTK 基础上使用 PRK 去除部分屈光度,此时需要注重切削方案的设计,避免术后出现远视漂移影响视功能。角膜较薄的患者则需要行深板层角膜移植术。因角膜营养不良易复发的特点,PTK 术后仍有待长期的跟踪随访和观察,针对复发患者,在角膜厚度允许的条件下,可再次行 PTK 治疗。

参 考 文 献

[1] Woreta FA, Davis GW, Bower KS. LASIK and surface ablation in corneal dystrophies[J]. Surv Ophthalmol, 2015, 60(2): 115 – 122.

[2] Jun I, Jung JW, Choi YJ, et al. Long – term clinical outcomes of phototherapeutic keratectomy in corneas with granular corneal dystrophy type 2 exacerbated after LASIK[J]. J refract surg, 2018, 34(2): 132 – 139.

[3] Chao – Shern C, Me R, DeDionisio LA, et al. Post – LASIK exacerbation of granular corneal dystrophy type 2 in members of a Chinese Family[J]. Eye (Lond), 2018, 32(1): 39 – 43.

[4] Zhao J, Sun L, Shen Y, et al. Using donor lenticules obtained through SMILE for an epikeratophakia technique combined with phototherapeutic keratectomy[J]. J Refract Surg, 2016, 32(12): 840 – 845.

[5] Lee WB, Himmel KS, Hamilton SM, et al. Excimer laser exacerbation of Avellino corneal dystrophy[J]. J Cataract Refract Surgery, 2007, 33(1): 133 – 138.

病例 59　近视伴粘连性角膜白斑
行 Trans – PRK 手术

一、病例介绍

患者男性,26 岁。因双眼近视要求激光治疗于 2017 年 1 月 8 日来我院就诊。患者发现双眼近视 7 年,戴框架眼镜矫正 4 余年,屈光度稳定 2 年。

否认眼部疾病史、眼外伤及眼手术史。否认全身病史。否认瘢痕体质。

二、诊疗过程

1. 眼部一般检查　见病例 59 表 1。

2. 屈光检查　见病例 59 表 2。

3. 特殊检查　双眼 Pentacam 三维眼前节分析系统及左眼前节照相、前节 OCT 如病例 59 图 1 至病例 59 图 3。

病例 59 表 1　眼部一般检查结果

检查	右眼(OD)	左眼(OS)
外眼	未见异常	未见异常
结膜	无充血	无充血
角膜	透明	8~9点钟位可见约1mm×2mm大小的角膜深层白斑
前房	深度正常,房水清	中央深度正常,鼻侧深浅不一,房水清
虹膜	纹理清晰,色泽正常	8~9点钟位虹膜局部前粘连
瞳孔	圆,光反射灵敏	不圆,向鼻下方移位
晶状体	透明	透明
眼底	未见异常	未见异常

病例 59 表 2　屈光检查

检查	右眼(OD)	左眼(OS)
远视力	0.1(主导眼)	0.1
眼压	14mmHg	13mmHg
角膜厚度	526μm	546μm
瞳孔直径	2.85mm	1.58mm
验光	$-3.00DS/-1.25DC\times95°=0.9^+$	$-2.75DS/-1.50DC\times80°=0.6$

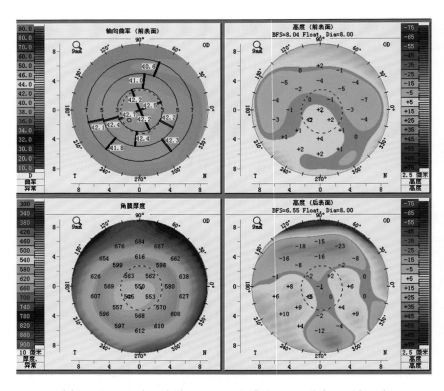

病例 59 图 1a　右眼术前 Pentacam 角膜地形图,前表面形态正常

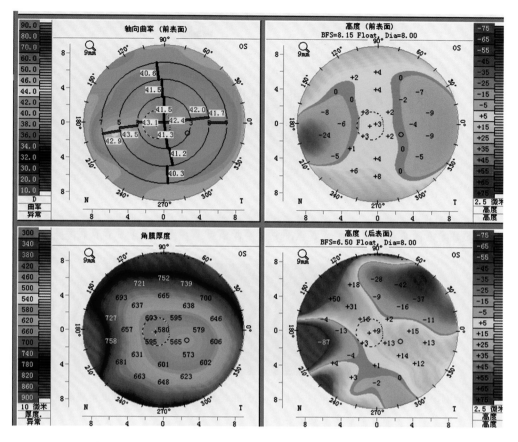

病例 59 图 1b　左眼术前 Pentacam 角膜地形图，前表面形态正常

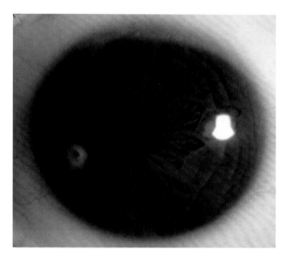

病例 59 图 2　左眼前节照相

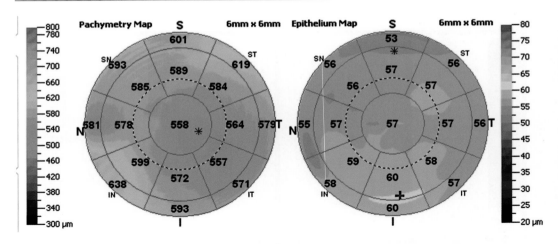

病例 59 图 3a　左眼前节 OCT：角膜厚度分布均匀，虹膜前粘连处可见角膜混浊

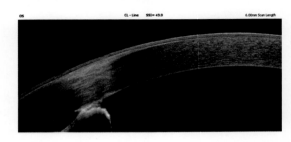

病例 59 图 3b　左眼前节 OCT：角膜厚度分布均匀，虹膜前粘连处可见角膜混浊

4. 初步诊断

（1）屈光不正 OU。

（2）虹膜前粘连 OS。

（3）粘连性角膜白斑 OS。

（4）弱视 OS。

5. 处理意见　患者术前双眼角膜均存在瘢痕，但角膜地形图显示前表面形态尚规则，无不规则散光及局部变薄。详细询问病史，仍否认眼部疾病及外伤史。根据 OCT 扫描的瘢痕深度并综合其他检查结果，建议方案一：双眼验配 RGP。方案二：双眼行表层准分子激光矫正术。与患者充分沟通后，因工作需求，要求行激光矫正手术。

完善术前检查后于 2017 年 1 月 9 日行经角膜上皮的准分子激光屈光性角膜切削术（transepithelial photorefractive keratectomy，Trans－PRK），术中常规铺巾，盐酸丙美卡因滴眼液点眼行表面麻醉，开睑器开睑，平衡盐液冲洗结膜囊，用三角海绵擦干角膜，使用 750Hz 的阿玛仕准分子激光仪（德国 Schwind 公司）ORK. CAM 软件中的 Trans－PRK 切削模式，一步完成角膜上皮及角膜基质的切削，术中光学区 6.5mm，瞳孔补偿：R＝0.35mm，Angle：217°，术眼切削完毕后均使用平衡盐溶液冲洗术眼，配戴角膜接触镜。

6. 复诊记录　术后给予 0.5% 左氧氟沙星滴眼液每日 6 次，0.1% 溴芬酸钠滴眼液每日 4 次点眼，术后 3 天复诊角膜上皮愈合后取出角膜接触镜，给予 0.1% 氟米龙滴眼液点眼,每日4次,逐月递减。1周后复诊,视力:右眼1.0,左眼0.4。术后1个月,左眼视力提升至0.5,验光+1.25DS/-1.00DC×50°=0.6,角膜透明,患者未诉不适(病例59图4)。

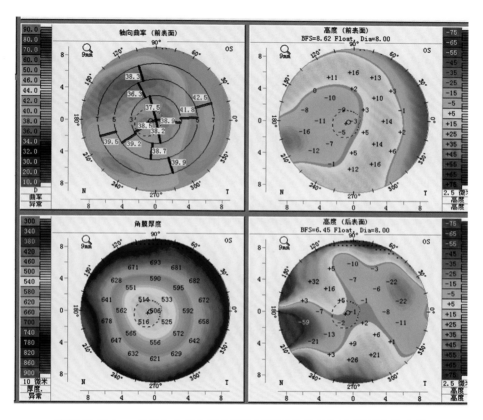

病例59图4a 术后1个月左眼角膜地形图及前节OCT角膜厚度分布图

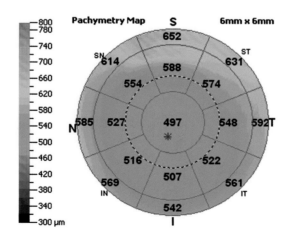

病例59图4b 术后1个月左眼角膜地形图及前节OCT角膜厚度分布图

三、病例分析

表层准分子激光手术经过中无需制作角膜瓣，研究指出，与角膜板层激光屈光手术相比，可以更好地保留术后角膜的生物力学性能。单一步骤的经角膜上皮的准分子激光屈光性角膜切削术属于非接触的、连续的角膜上皮去除联合屈光性激光切削技术，整个切削过程不区分上皮层和基质层，光学矫正和去除上皮一步完成，临床已获得了较好的术后效果。Trans – PRK 的手术优势主要包括：①激光对角膜上皮的切削是均一的，为激光屈光角膜切除术提供了一个平滑、完整的角膜基质床；②减少了手术操作步骤，一定程度上降低了医源性高阶像差的引入；③Trans – PRK 去除上皮的区域与激光切削的区域一致，与传统的表层手术比较角膜的创面小，理论上讲术后刺激反应更轻；④手术无需使用负压吸引眼球，无需制作角膜瓣，对角膜的生物力学强度影响小；⑤缩短了手术时间，减少了角膜的干燥和脱水等。

该病例因左眼虹膜前粘连以及粘连性角膜白斑的存在，治疗建议首选框架眼镜或 RGP 等保守治疗方法，确保治疗的安全性及可预测性。因患者工作需求，且屈光度较低，选择了非接触的 Trans – PRK 手术，避免术中使用负压吸引导致的手术风险，术后取得了相对理想的效果。

病例 60   放射状角膜切开术后
高度散光行 SBK 手术

一、病例介绍

患者女性，31 岁。

主诉：双眼 RK 术后 10 年，视物模糊伴疲劳 5 年。

现病史：患者因双眼近视于 2006 年在外院行放射状角膜切开术，术前度数不详，术后视力不佳，戴镜矫正 5 年，自觉眼部疲劳显著，偶尔伴有头痛，为求进一步治疗，于 2016 年 1 月 29 日来我院就诊，要求行增效手术改善症状。

既往史：否认眼部疾病史、眼外伤史、全身病史及家庭史。否认瘢痕体质。

二、诊疗过程

1. 眼部一般检查   病例 60 表 1、病例 60 图 1。

病例 60 表 1　眼部一般检查

检查	右眼(OD)	左眼(OS)
结膜	无充血	无充血
角膜	可见放射状角膜切口各8条,切口分布及单条切口走向规则与深度规则	同右眼
前房	深度正常,房水清	深度正常,房水清
瞳孔	圆,光反射灵敏	圆,光反射灵敏
晶状体	透明	透明
眼底	未见异常	未见异常

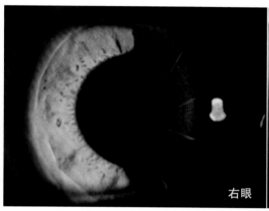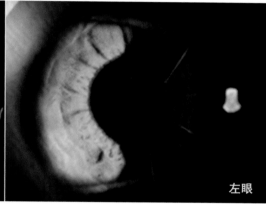

病例 60 图 1　双眼前节照相:角膜中周边可见 8 条放射状 RK 瘢痕

2. 屈光检查　病例 60 表 2、病例 60 图 2、病例 60 图 3。

3. 初步诊断

(1)高度散光(双眼)。

(2)RK 术后(双眼)。

病例 60 表 2　屈光检查

检查	右眼(OD)	左眼(OS)
远视力	0.15(主导眼)	0.15
眼压	15mmHg	19mmHg
综合验光	$-4.25DC \times 90° = 0.7$	$+0.25DS / -4.25DC \times 85° = 0.8$
角膜/上皮厚度	541/60μm	548/61μm
轴长	24.28mm	24.22mm
角膜曲率	K1:40.7D@90.2°	K1:40.4D@77.9°
	K2:44.0D@0.2°	K2:43.8D@167.9°

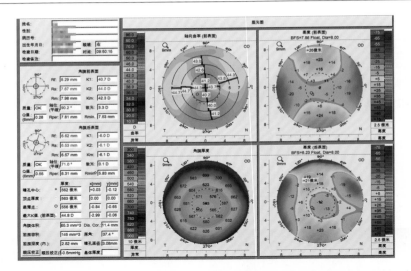

病例 60 图 2a　右眼术前 Pentacam 角膜地形图，角膜散光较大，对称性良好，厚度及高度正常

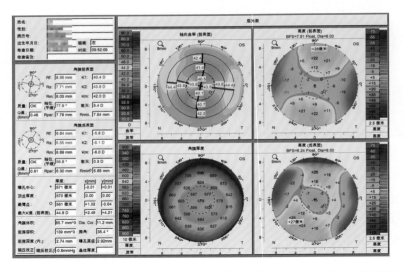

病例 60 图 2b　左眼术前 Pentacam 角膜地形图，角膜散光较大，对称性良好，厚度及高度正常

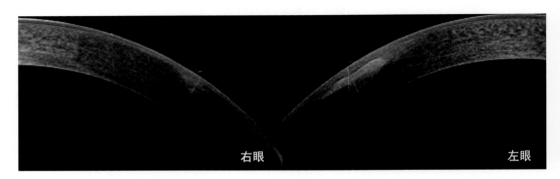

病例 60 图 3　前节 OCT 测量，RK 切口深度 50% ~ 60%

4. 处理意见 根据检查结果,双眼 RK 术后散光度数较高,且为逆规,散光成分主要来自角膜,角膜地形图排除圆锥角膜。治疗建议:①验配 RGP;②准分子激光角膜屈光手术。患者要求行手术治疗,充分与患者沟通后签署手术知情同意书,于 2016 年 1 月 30 日行双眼前弹力层下准分子激光原位角膜磨镶术(Sub – Bowman – Keratomileusis,SBK)手术,使用 OUP – SBK 角膜板层刀(法国 Moria 公司)制作厚度 100μm、蒂位于鼻侧的角膜瓣,轻柔掀开角膜瓣,采用阿玛仕 500Hz 准分子激光仪进行准分子激光切削,根据术前测定的静态眼球旋转数值 SCC 进行术中定位,光学区 6.8mm,切削深度:双眼 79μm,剩余基质床厚度:右眼 368μm,左眼 381μm,仔细复位角膜瓣,术毕配戴角膜接触镜。

5. 复诊记录 术后常规抗生素激素点眼,1 周复诊,患者自觉眼部疲劳症状消退,检查及处理结果如病例 60 表 3 及病例 60 图 4。随后失访,术后 3 年电话随访,告知当地医院检查双眼视力 1.0⁻,无明显屈光度及眼部不适。

病例 60 表 3 术后 1 周复诊

检查	右眼(OD)	左眼(OS)
远视力	1.0	0.8
眼压	9mmHg	13mmHg
角膜曲率	K1:40.5D	K1:40.0D
	K2:40.5D	K2:40.6D
电脑验光	+0.50DS/ −0.50DC×125°	+0.50DS/ −0.50DC×135°
裂隙灯检查	角膜透明,切口对位好	角膜透明,切口对位好
处理	氟米龙4次/日,逐周递减至停药	同右眼

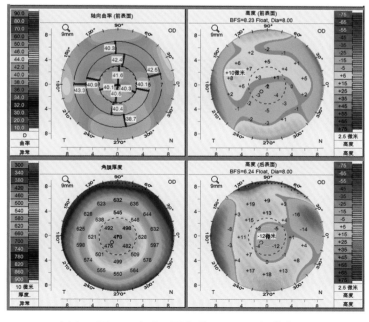

病例 60 图 4a 术后 1 周右眼 Pentacam 角膜地形图

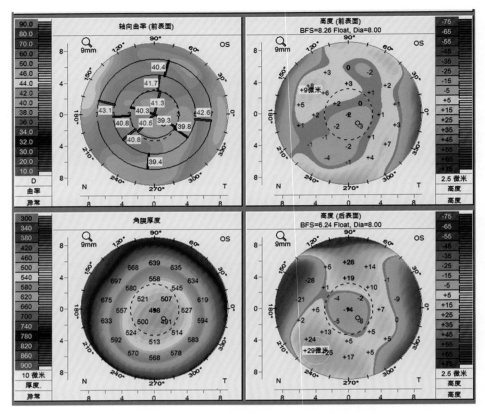

病例60 图4b　术后1周左眼Pentacam角膜地形图

病例61　放射状角膜切开术后
行 SBK 增效手术一例

一、病例介绍

患者男性，42岁。

主诉：双眼RK术后22年，视物模糊加重2年。

现病史：患者因双眼近视于1995年在外院行放射状角膜切开术，术前度数不详，术后视力不佳，2年前开始戴镜矫正，为摘掉眼镜于2017年10月22日来我院就诊，要求增效手术。

既往史：否认眼部疾病史、眼外伤史、全身病史及家庭史。否认瘢痕体质。

二、诊疗过程

1. 眼部一般检查　见病例61表1、病例61图1。

病例 61 表 1 　眼部一般检查

检查	右眼（OD）	左眼（OS）
结膜	无充血	无充血
角膜	可见放射状角膜切口约12条,切口分布及单条切口走向不规则,部分深度深浅不一	同右眼
前房	深度正常,房水清	深度正常,房水清
瞳孔	圆,光反射灵敏	圆,光反射灵敏
晶状体	透明	透明
眼底	未见异常	未见异常

2. 屈光检查　见病例 61 表 2、病例 61 图 2、病例 61 图 3。

病例 61 表 2 　屈光检查

检查	右眼（OD）	左眼（OS）
远视力	0.4(主导眼)	0.3
眼压	17mmHg	18mmHg
综合验光	$-2.75DS/-0.75DC×175°=1.0$	$-2.75DS/-1.50DC×175°=1.0$
角膜/上皮厚度	543/66μm	552/70μm
轴长	26.64mm	26.60mm
角膜曲率	K1:39.5D@170°	K1:39.5D@171°
	K2:40.8D@80°	K2:41.1D@81°

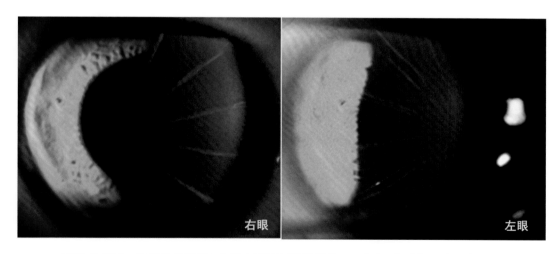

右眼　左眼

病例 61 图 1 　双眼前节照相,角膜中周边可见放射状 RK 瘢痕,部分切口有反复切痕

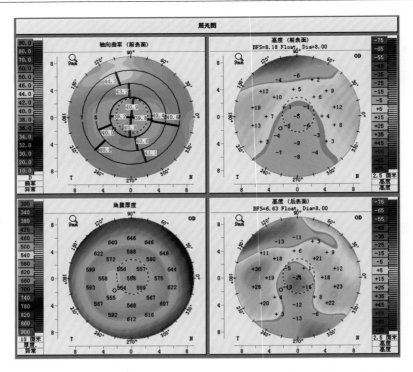

病例61 图2a　右眼术前 Pentacam 角膜地形图，角膜前表面逆规散光，中央曲率平坦

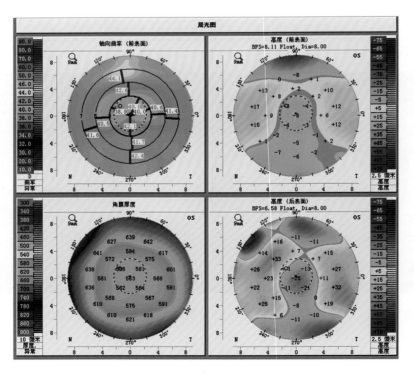

病例61 图2b　左眼术前 Pentacam 角膜地形图，角膜前表面逆规散光，中央曲率平坦

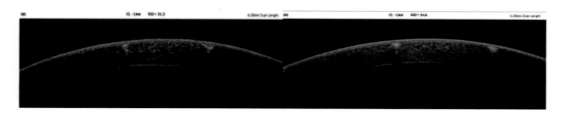

病例61 图3 双眼前节OCT，RK部分角膜切口深达80%以上

3. 初步诊断

（1）屈光不正（双眼）。

（2）RK术后（双眼）。

4. 处理意见 与患者沟通后签署手术知情同意书，于2017年10月22日行双眼SBK手术，根据年龄及视功能检查结果双眼保留部分屈光度，光学区设置为6.5mm，剩余基质床厚度：右眼396μm，左眼398μm，手术顺利，术毕配戴角膜接触镜。

5. 复诊记录 术后常规抗生素激素点眼，术后2天取出角膜接触镜，角膜瓣对位良好，中央区透明，视力：右眼0.8，左眼1.0。术后1个月，双眼视力1.0，验光：右眼 −0.50DS，左眼 −0.75DS，角膜中央透明，切口下清洁无上皮植入，Pentacam显示角膜形态良好，曲率分布较术前显著改善（病例61 图4），角膜瓣厚度分布均匀（病例61 图5）。术后6个月，双眼视力1.2，屈光度稳定。

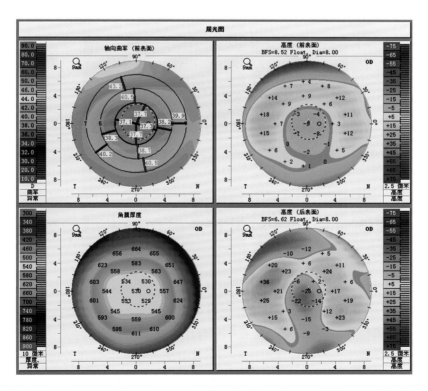

病例61 图4a 右眼后1个月Pentacam角膜地形图，角膜前表面光学区较术前明显扩大

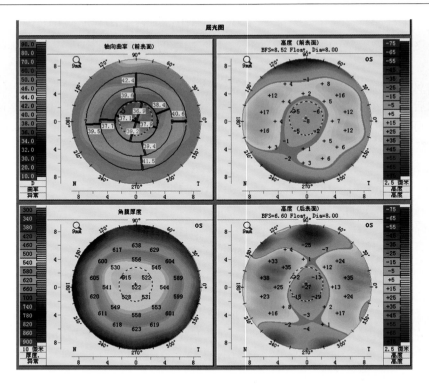

病例 61 图 4b　左眼后 1 个月 Pentacam 角膜地形图，角膜前表面光学区较术前明显扩大

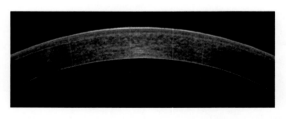

病例 61 图 5　前节 OCT 测量，术后 1 个月角膜瓣厚度分布均匀

附：病例讨论——放射状角膜切开术后增效手术

放射状角膜切开术(radial keratotomy，RK)是 20 世纪 80 年代由苏联引入我国的一项屈光不正矫正技术。手术通过在角膜光学区外的旁周边部做若干条深达 30% ~ 95% 的放射状切口，使角膜松解、张力降低，角膜中央部相对变平，屈光力降低，从而达到矫正近视的目的。然而该技术因矫治近视范围的局限性、预测性和准确性欠佳等问题，特别是存在角膜切口潜在破裂的危险，已经被激光类角膜屈光手术所取代。

接受 RK 手术的部分患者因屈光回退、残余度数和不规则散光等问题严重影响了术后的视觉和生活质量。随着现代角膜屈光手术的发展，准分子激光原位角膜磨镶术、表层手术及飞秒激光辅助的 LASIK 手术等均可对 RK 术后行再次的手术矫正，且获得了较好的临床疗效。

病例 60 的患者主要表现为 RK 术后单纯散光，且散光度数较高，考虑行表层准分子激光术术后有上皮愈合不均或发生 Haze 的风险，导致视力不稳定或下降。该病例在术前裂隙灯下可见 RK 切口深度分布尚均匀，同时结合 OCT 测量切口深度，手术中轻柔操作，在掀瓣过程中，微型角膜板层刀完整切开角膜，未发生碎瓣等并发症。同时，阿玛仕准分子激光仪使用的眼球自旋控制系统（SCC）能够准确的定位角膜切削中心和测量眼球的自旋量，提高了对散光的治疗效果。手术顺利完成并获得了安全、有效的术后效果。病例 61 的患者系 RK 术后出现近视散光，因切口较多且深浅不一，选择制作角膜瓣的手术时候需要注意发生碎瓣甚至眼球破裂等危险，使用 OCT 精确测量角膜厚度及切口深度对手术有着重要指导作用，同时术中轻柔操作，最大限度降低手术风险。

病例 62　SMILE 治疗 IOL 术后残余屈光不正

一、病例介绍

患者聋哑男性，21 岁。因双眼近视要求激光治疗，于 2018 年 8 月 20 日来我院就诊。

既往史：6 年前因双眼先天性白内障就诊于我院，术前检查：视力：右眼 0.25；左眼 0.4$^+$；眼压：右眼 11.3mmHg，左眼 12.2mmHg，双眼晶状体核性混浊（病例 62 图 1）；IOL Master 检测：角膜曲率：右眼 K1：41.06D@3°，K2：42.78D@93°；左眼 K1：40.86D@171°，K2：43.10D@81°；轴长：右眼 24.42mm，左眼 23.92mm。2012 年 7 月 7 日、7 月 8 日分别行右眼、左眼超声乳化白内障吸除联合人工晶体植入术，左眼术中后囊撕囊（病例 62 图 2）。出院视力：右眼 0.5，－2.00DS/－1.25DC×10°，矫正 1.0，近视力 J3；左眼 0.25，－2.00DS/－2.25DC×155°，矫正 1.0，近视力 J3；眼压：右眼 9mmHg、左眼 8mmHg；人工晶体居中透明，余未见异常。

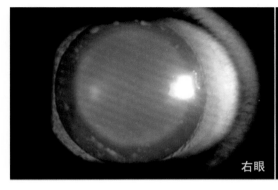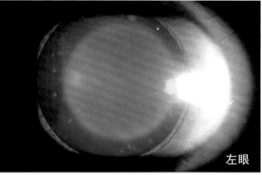

右眼　　　　　　　　　　左眼

病例 62 图 1　双眼白内障术前裂隙灯前节照相

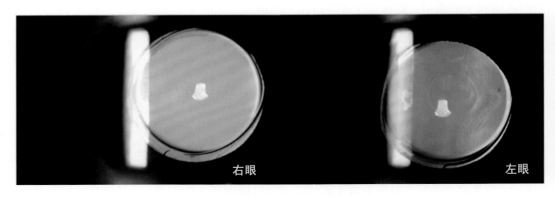

病例62 图2　双眼白内障术后裂隙灯前节照相

二、诊疗过程

1. 眼部一般检查　见病例62 表1，病例62 图3。

2. 诊断

（1）屈光不正（双）。

（2）白内障术后人工晶体眼（双）。

3. 治疗　采用 SMILE 手术。术中参数：右眼拟矫 – 3.30DS/ – 1.25DC × 5°，帽厚 120μm，帽直径 7.5mm，透镜光学区 6.6mm，透镜厚 84μm，预留基质床厚度 307μm；左眼拟矫 – 1.25DS/ – 2.75DC × 160°，帽厚 120μm，帽直径 7.5mm，透镜光学区 6.6mm，透镜厚 75μm，预留基质床厚度 314μm。手术顺利，术后常规 0.1% 氟米龙 4 次/日，左氧氟沙星滴眼液 6 次/日，玻璃酸钠滴眼液 4 次/日。

病例62 表1　眼部一般检查

检查	右眼（OD）	左眼（OS）
远视力	0.2（主导眼）	0.15
近视力	0.5/30cm	0.5/30cm
裂隙灯检查	角膜中央透明，前房中深，瞳孔圆，对光反射灵敏，人工晶体在位	同右眼
眼压	11mmHg	13mmHg
轴长	24.72mm	24.14mm
前节 OCT 厚度	511μm	509μm
角膜曲率	K1：41.0D@5.5°	K1：41.1D@157.4°
（Pentacam）	K2：42.7D@95.5°	K2：43.9D@67.4°
前房深度（ACD）	3.61mm	3.81mm
综合验光	– 3.50DS/ – 1.25DC × 5° = 1.0	– 3.00DS/ – 2.75DC × 160° = 0.9⁻
显然插片	– 3.50DS/ – 1.25DC × 5° = 1.0/J4	– 3.00DS/ – 2.75DC × 160° = 0.8⁺/J4

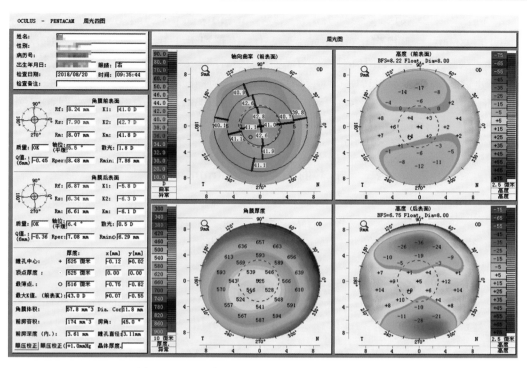

病例 62 图 3a 右眼 SMILE 术前 pentacam 屈光四图

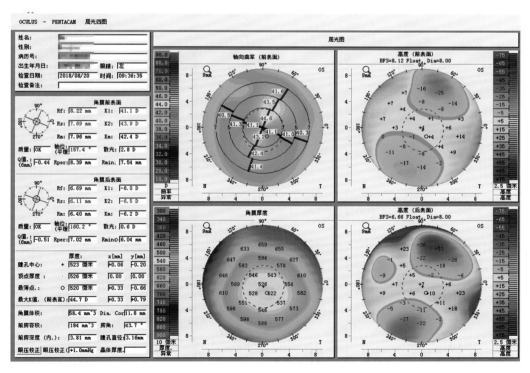

病例 62 图 3b 左眼 SMILE 术前 pentacam 屈光四图

4. 随访 术后3天，右眼视力1.0，验光 –0.50D，矫正视力1.0，眼压8mmHg，前房深度3.98mm；左眼视力0.6，验光 –1.25D，矫正视力1.0，眼压9mmHg，前房深度3.72mm；双眼角膜透明，切口对位良好；随后于术后12天、41天、80天来院复诊，右眼屈光度分别是平光、 +0.50D、 +0.50D，伴随前房深度逐渐加深，分别是：4.29mm、4.45mm、4.56mm（病例62图4）；术后角膜形态相对稳定（病例62图5）；左眼前房深度变化不明显（病例62图4）。

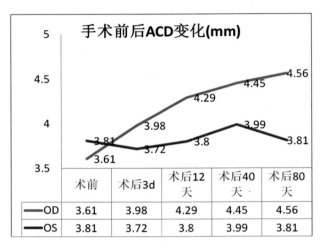

病例62图4 患者双眼手术前后前房深度的变化（mm）

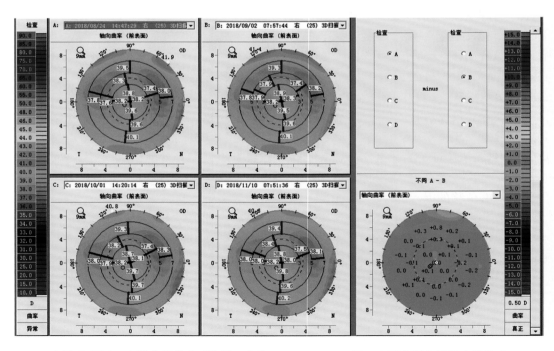

病例62图5 右眼术后曲率对比图：术后3天、12天、41天、80天右眼角膜形态较稳定

三、病例分析

角膜屈光手术以其安全可靠、疗效确切得到普遍开展，但仍有部分患者术后一定时期出现远（或近）视力下降，跟患者的屈光度、年龄、职业等多因素相关。在以往的报道中，各种角膜屈光手术术后均可发生屈光回退[1-3]，罕见近视角膜屈光手术后发生远视飘移的病例，该例患者白内障术后6年SMILE术后早期右眼发生远视飘移。

眼球的屈光系统包括角膜、房水、晶状体及玻璃体，均有一定的屈光性[4-5]，角膜的屈光力约占全眼2/3。该例患者右眼SMILE术后早期多次复查角膜透明，角膜地形图形态相对稳定，排除角膜曲率变化导致屈光度远视飘移。

眼球的屈光状态除了受角膜曲率的影响，还跟前房深度、晶状体厚度、晶状体密度及玻璃体的透明性等有关[6]。有研究报道[7-8]白内障术后早期的屈光度飘移与前房深度变化密切相关；OLSEN[9]对1000例白内障患者术后的观察得出，术后前房深度每变化1mm会产生至少1.50D的屈光飘移，该例患者术后随访中右眼前房深度变化量约0.5mm，屈光度变化1.0D（相当于前房深度变化1mm，屈光度改变2.0D），略高于OLSEN报道的结果，原因可能跟OLSEN报道的是年龄大于40岁且无其他眼部手术的白内障患者的结果，该患者21岁，白内障术后6年接受SMILE手术后，角膜曲率降低，眼球结点发生变化。

在现有的文献中，白内障术后屈光飘移的程度和趋势不尽相同，多数学者得出白内障术后产生近视飘移[7-8]，也有部分学者报道了远视飘移[10-11]，这些文献均对白内障术后早期进行了观察，尚无长期观察结果，本例患者白内障术后6年，且再次行SMILE手术，考虑其远视飘移的发生为白内障及SMILE手术共同影响所致，具体分析如下：文献报道[12-14]白内障术后早期约有2D伪调节，即白内障术后无晶状体眼和人工晶体眼仍有部分调节力；白内障术后由睫状肌收缩与晶状体囊膜、悬韧带、IOL的综合体相互作用使IOL位置前移；玻璃体腔压力增加，推动IOL的光学部前移，而产生的屈光状态的改变。患者此次SMILE目标屈光度-0.50D，为了达到更佳的视网膜成像质量，诱导其发生了调节放松。

患者术后仅仅右眼发生了远视飘移，左眼无类似结果，在SMILE术后3个月补做的欧卡斯检查（病例62图6）也显示右眼伪调节范围0.75D，远大于左眼伪调节范围0.25D，进一步验证了为什么SMILE术后仅仅右眼发生了屈光度的飘移。分析可能跟白内障术中是否撕囊有关，此患者白内障术中左眼已经撕囊，术后前后房压力一样，失去了推动IOL位移的因素。

总之，采用SMILE治疗白内障术后残余屈光不正是安全有效的，但术后早期可能发生屈光飘移，尤其是年轻患者；按照患者用眼习惯、主副眼等合理设计手术参数，经过试镜模拟术后状态，并耐心与患者沟通。

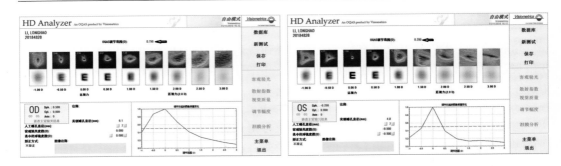

病例 62 图 6　患者双眼 OQAS 调节范围结果(箭头所示:图 1 右眼 0.75D,图 2 左眼 0.25D)

参 考 文 献

[1] 范伟,朱少栋,贺权. LASIK 术后的二次激光疗效评估[J].中国实用眼科杂志,2005,23(8):835-838.

[2] 雷玉琳,郑秀云,党光福. 飞秒激光制瓣的 LASIK 治疗放射状角膜切开术后再近视一例[J]. 中华实验眼科杂志,2012,30(10):887-888.

[3] Liu YC, Rosman M, Mehta JS. Enhancement after small-incision lenticule extraction:incidence,risk factors, and outcomes[J]. Ophthalmology, 2017, 124(6): 813-821.

[4] Ferrer-Blasco T,García-Lázaro S,Albarrán-Diego C,et al. Contrast sensitivity after refractive lens exchange with a multifocal diffractive aspheric intraocular lens[J]. Arq Bras Oftalmol,2013,76(2):63-68.

[5] Bayar SA,Pinarci EY,Karabay G,et al. Clear lens phacoemulsification in Alport syndrome:refractive results and electron microscopic analysis of the anterior lens capsule[J]. Eur J Ophthalmol,2014,24(3):345-351.

[6] 张波,朱兰香,牛瑞霞. 小切口非超声乳化白内障手术联合人工晶状体植入术后屈光状态的分析[J].中华眼外伤职业眼病杂志, 2010, 321(10): 780-782.

[7] 韦微,左慧懿,谭少健. 超声乳化白内障吸除联合人工晶状体植入术后眼前节参数变化与屈光漂移的相关性分析[J]. 中华眼科医学杂志(电子版), 2017, 7(4): 151-157.

[8] 郭勇,严宏,张少波,等. 应用 Pentacam 三维眼前节分析诊断系统对白内障超声乳化术后眼前节变化与屈光飘移的相关性分析[J]. 眼科新进展, 2016, 36(3): 268-270.

[9] Olsen T. Calculation of intraocular lens power:a review[J]. Acta Ophthalmol Scand,2007,85(5):472-485.

[10] 谢海南. 白内障手术前后眼球生物测定值的对比观察[D]. 广州:南方医科大学, 2014.

[11] 何燕玲,元力,黎晓新,等. Pentacam 三维眼前节分析诊断系统对近视眼眼前节的测量[J]. 中华实验眼科杂志,2007, 25(11): 872-874.

[12] 赵玉琴,李英俊,金龙山. 两种不同攀设计非球面人工晶状体伪调节相关研究[J].中国实用眼科杂志, 2015, 33(2): 119-122.

[13] Ale JB, Manns F, Ho A. Paraxial analysis of the depth of field of a pseudophakic eye with accommodating intraocular lens[J]. Optom Vis Sci, 2011, 88(7): 789-794.

[14] Kamiya K, Kawamorita T, Uozato H, et al. Effect of astigmatism on apparent accommodation in pseudophakic eyes[J]. Optom Vis Sci, 2012, 89(2): 148-154.